医師が教える！

# 不調を自分で治す実践レシピ

うつ 肥満 疲労を一掃！
生活習慣病予防にも



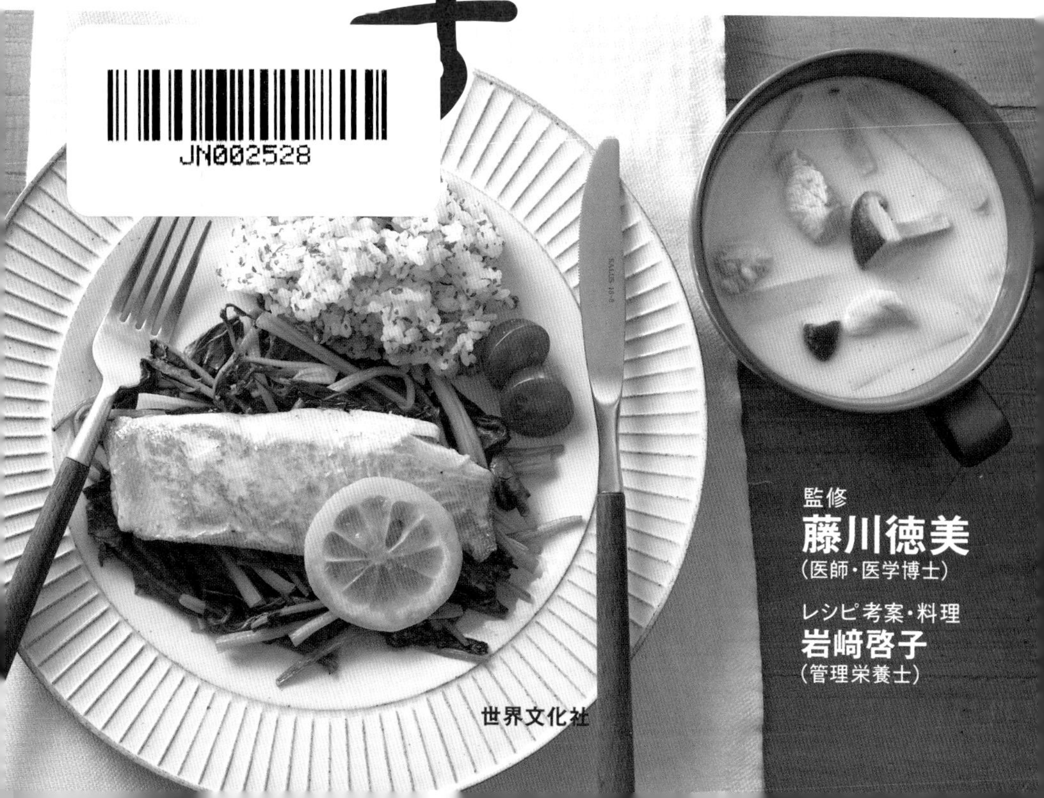

監修
藤川徳美
（医師・医学博士）
レシピ考案・料理
岩崎啓子
（管理栄養士）

世界文化社

## この本のきまり

- 栄養価は、とくに表示のない場合は1人分を示しています。
- 材料表にある塩は自然塩を使用しています。
- 大さじ1は15㎖、小さじ1は5㎖、1カップは200㎖です。
- 電子レンジの加熱時間は600Wの場合の目安です。オーブントースターの加熱時間は1000Wの場合の目安です。機種によって加熱具合が異なることがあります。様子を見ながら加減してください。

# はじめに

クリニックの院長として、患者さんと向き合ってきてわかったのが、不調の原因の多くは「質的栄養失調」にあるということです。「食べ物が豊かな時代に『栄養失調』なんておかしい」と思われるでしょう。しかし、「たくさん食べる＝栄養が満たされる」は間違いです。

また、従来推奨されてきた三大栄養素のバランス「炭水化物50％、たんぱく質20％、脂質30％」にも疑問を持っています。

栄養失調には2種類あります。1つは食べる量が少ないことが原因の〝量的〟な栄養失調。もう1つは、食べる量は十分なのに栄養不足になる〝質的〟な栄養失調、つまり「質的栄養失調」です。

「質的栄養失調」は「糖質のとり過ぎ＋たんぱく質不足＋ミネラル不足（とくに鉄不足）＋脂肪酸不足＋ビタミン不足」の状態です。これがあらゆる不調・病気の原因となっているのです。

私の治療法は、「質的栄養失調」の改善と分子栄養学に基づいた栄養メソッドに拠《よ》っています。当院は心療内科ですので、やる気が出ない、イライラする、だるい、眠りが浅いなど精神的な疾患が疑われる患者さんの治療を行っています。それが、著書やFacebook

で私の治療法が広がったことで、**高血圧、糖尿病などの生活習慣病、それらの要因となる肥満のほか、リウマチ、アトピー性皮膚炎などの慢性疾患**で受診される方が増え、現在は精神的な疾患と慢性疾患の2つのタイプの患者さんの治療を行っています。

治療をしていくと、**あきらめかけていた精神的な疾患、慢性疾患が次々と改善していきます。「患者さんがよくなったかどうか」が臨床における答え**なのです。

また、実践した方からは**「太りにくくなった」「肌荒れが治って美肌になった」「髪がつやつやになった」「爪がキレイになった」**などの喜びの声が多く届きます。体の中から健康になることは、**美容効果にもつながる**のでしょう。

クリニックでの治療は、**プロテインやビタミン剤といったサプリメントを投与する「メガビタミン療法」**（→P．126）が中心です。しかし、サプリメントだけでは食の楽しみが半減してしまいます。**この本では、食を楽しみながら「質的栄養失調」が改善し、健康になれる料理を紹介**しています。必要な栄養はできるだけ食事でとり、**不足分はサプリメントで補えばよい**のです。

藤川式メソッドの食事法はとても簡単です。ぜひ、実践して快活でハッピーな生活に役立ててください。不調を自分で治す一助としていただけたら幸いです。

ふじかわ心療内科クリニック院長　藤川徳美

つらい

# 心と体の不調の悩み……

だるい

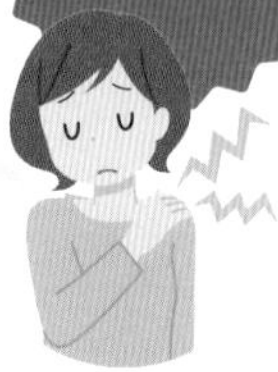

太りやすい

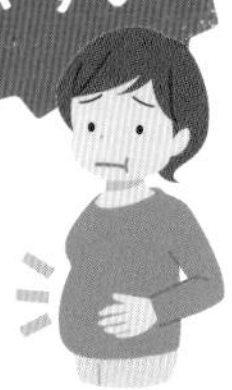

眠りが浅い

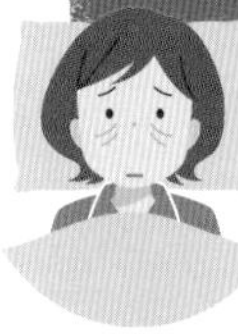

やる気が出ない

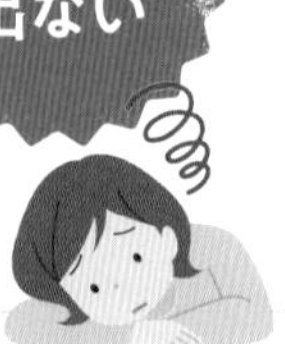

# こんな食事をしていませんか？

ダイエットしている

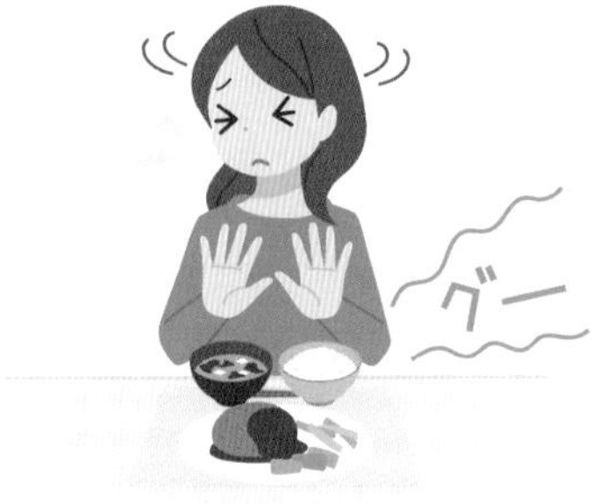


朝食は食べない

水

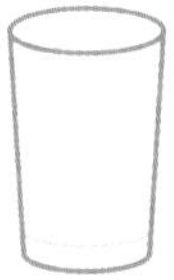

太るのが心配でサラダ中心の食事

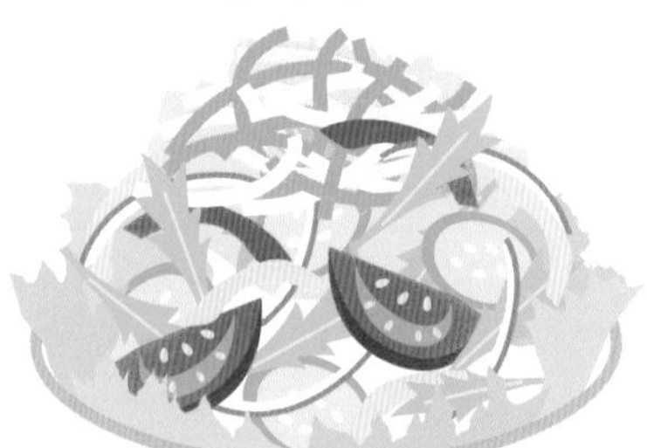

その不調

# 質的栄養失調が原因です！

たんぱく質、
鉄不足

糖質過多

朝はパンと
コーヒーだけ

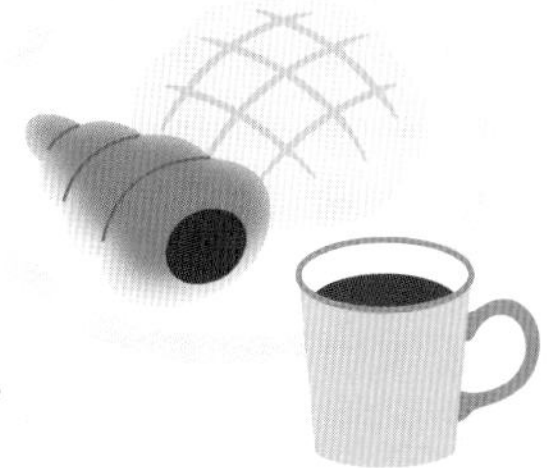

パスタやラーメン、
ハンバーガーが
大好き

夜はカレーか
牛丼にビール

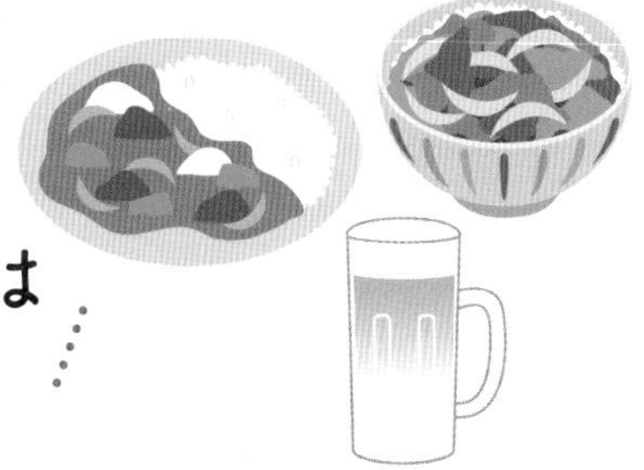

もちろん
お菓子は
別腹

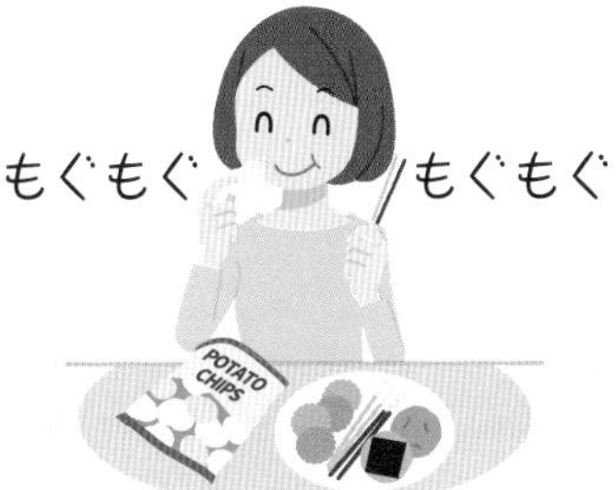

みるみる不調が軽くなる！

# 藤川式メソッドの上手なやり方

心と体のつらい不調

体調不良

うつ

イライラ

眠りが浅い

etc.

軽くするには

## 1 たんぱく質をしっかりとる

たんぱく質は人間を構成する細胞、血液、内臓、筋肉などのほか、ホルモンや酵素類の材料。心身の健康を保つ土台ともいえる栄養で、あらゆる不調を改善するカギとなります。現代の食生活では圧倒的に不足しています。積極的に補給しましょう。

## 2 糖質をへらす

白米、めん類、白いパン、白砂糖、小麦粉などの精製糖質は血糖値を急激に上げる食品。血糖値の乱高下をくり返すとビタミンやミネラルが使われるため、ホルモン生成などに使う栄養が不足してしまい、不調を招きます。まずは今の摂取量の半分を目安に控えましょう。

## 3 鉄をたっぷりとる

鉄は血液や神経伝達物質の材料となり、体の代謝や幸せを感じる物質の生成にも不可欠です。赤身の肉、魚、貝類に豊富なので積極的にとるようにしましょう。食事だけでとりきれない場合は、サプリメントを活用すると、無理なく補給できます。

## 4 悪い脂質を避ける

脂質は人間の体の重要な構成要素。また、糖質よりも効率よくエネルギーを作り出す大切なエネルギー源です。酸化しやすくさまざま病気の原因となるトランス脂肪酸などの体に悪い脂質は極力避け、動物性脂肪や、加熱に強い体によい油を積極的にとりましょう。

## 量より質の食事で不調をふき飛ばす！

「三食きちんと食べているから栄養失調なんて関係ない」――これは大きな間違いです。**質的栄養失調の原因は、「糖質のとり過ぎ＋たんぱく質不足＋脂肪酸不足＋ビタミン・ミネラル不足」**。食事の量は足りていても、心身を健康に保つのに必要な栄養素が不足していては不調を起こしてしまいます。

　つまり、「高たんぱく質＋たっぷりの良質な脂質＋低糖質」の食事に変えればよいということ。この食事に不足しがちな鉄をプラスして、はつらつとした心と体を手に入れましょう。

**質的栄養失調が改善**

↓

**心と体が元気になる**

- 活力が出る
- よく眠れる
- ハッピーになる
- やる気が出る
- 心が安定する

＋

**ATP※生成を助けるビタミン、ミネラル**

〃エネルギー代謝を上げてさらに元気に〃

- ビタミンB群
- ビタミンC
- ビタミンE
- ミネラル

食事で不足しやすい栄養をサプリで補給
（→ P.126）

※ ATP については P.124 参照。

あなたは
大丈夫？

## 質的栄養失調がわかる！ チェックリスト

- □ 集中力が散漫になる
- □ イライラしやすい
- □ 立ちくらみ、めまいがよく起こる
- □ 片頭痛がある
- □ 耳鳴りがする
- □ 氷や飴、爪などかたいものを噛みたくなる
- □ 疲れやすい
- □ 食が細い
- □ 朝食を食べない
- □ 朝、起きるのが苦手
- □ 冷え症
- □ 髪の毛が抜けやすい
- □ 肌につやがない
- □ アザができやすい
- □ 爪がやわらかい、割れやすい
- □ 爪を横から見てアーチ形の丸みがない

↓

**判定**

**該当する項目が多いほど、**
**たんぱく質と鉄が不足して**
**質的栄養失調に陥っているおそれがあります**

## たんぱく質と鉄不足をセルフチェック！

一般的に、鉄不足は血中のヘモグロビン値で判定しますが、基準値内でも不調が続く場合があります。そこで、藤川式では血中の「フェリチン値」を重視。**フェリチンは体内に鉄を蓄える働きを示すたんぱく質。値が低いと体内が鉄不足であり、「隠れ貧血」（潜在性鉄欠乏症）の状態と判断できます。**この場合、たんぱく質も不足していることが多く、血液検査の「BUN（尿素窒素）値」も低くなります。上記のチェックリストで大体の傾向をつかむことができます。

## 気づきにくい質的栄養失調は フェリチン値とBUN値でチェック!

フェリチン値が低い = 隠れ貧血(潜在性鉄欠乏症)

**鉄不足の人の多くは たんぱく質も不足**

↓

\ たんぱく質不足は /

**BUN(尿素窒素)値を 指標にする**

### Dr.藤川が推奨するフェリチン値とBUN値

フェリチン値

一般的な基準値 ▶ 男性　20～280ng/mℓ

女性　5～157ng/mℓ

藤川式の目標値 ▶ 100ng/mℓ

BUN値

一般的な基準値 ▶ 8～20mg/dℓ

藤川式の目標値 ▶ 20mg/dℓ以上

※日本のフェリチン値の基準値は下限値の設定が低すぎると考え、独自に目標値を設置しています。



※フェリチンの測定は血液検査の項目に入っていないことが一般的で、測定可能な医療機関は限られています。

藤川式メソッド 1

# 糖質は今までの半分に、悪い脂質は今すぐやめよう

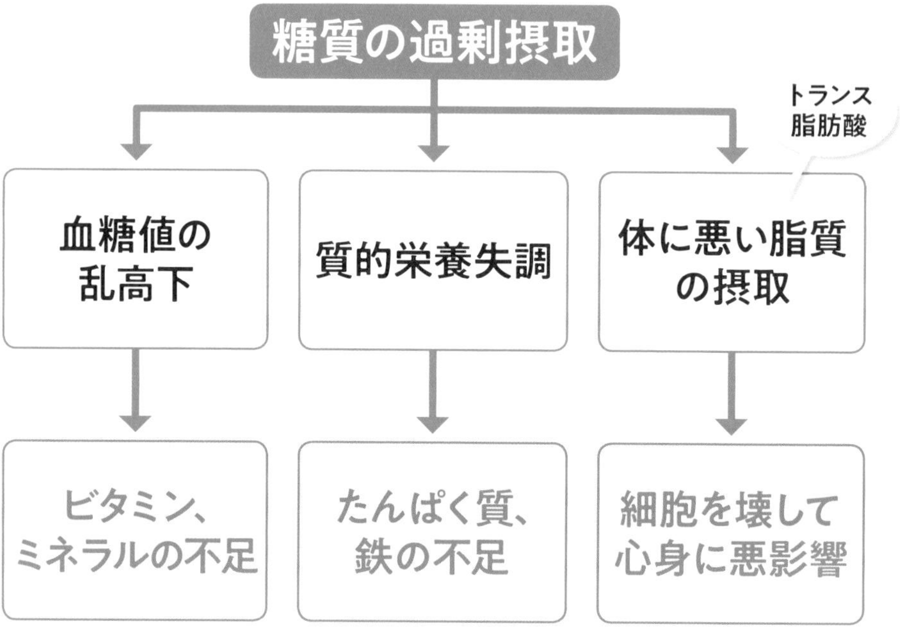


## 糖質のとり過ぎは質的栄養失調の元凶

糖質過多な食生活は、ホルモンの材料となるたんぱく質、鉄の不足を招きます。また、糖質は血糖値を急激に上昇させるため、インスリンを多量に分泌して血糖値を下げます。**血糖値の乱高下をくり返すと、インスリンの合成にたんぱく質、ビタミン、ミネラルが浪費され、神経伝達物質を作るための材料が不足し**、精神不安を引き起こす要因となります。糖質を現在の摂取量の半分にへらしてください。

トランス脂肪酸などの体に悪い脂質の多い食品（→P.26）は糖質も多いので、避けましょう。

## 糖質の過剰摂取脱出のポイント

### ポイント 1 たんぱく質を意識してとる

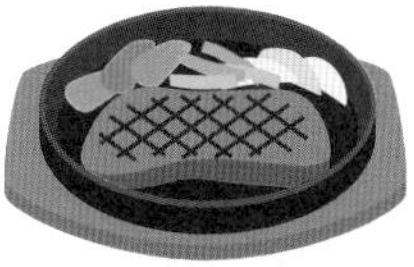

食事では肉、魚介、卵などの動物性たんぱく質を最優先にしてとります。肉、魚介は赤身を意識してとると鉄も補給できます。

### ポイント 2 ごはん、めん、パンを半分にする

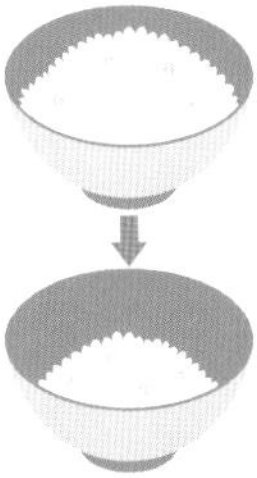

主食の量を今の半分にするのが糖質を手軽にへらすコツ。たんぱく質をしっかりとると腹持ちがよく、無理なく糖質がへらせます。

### ポイント 3 調味料を変える

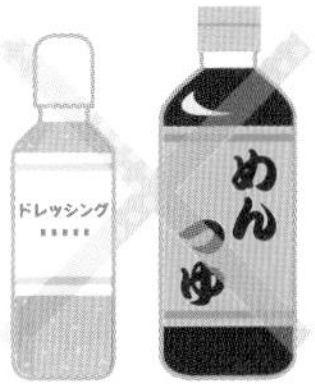


普段使っている調味料にも糖質が多いものがあるので要注意(→P.27)。1回に使う量はそれほどではなくても、積もり積もってかなりの糖質量になります。

### ポイント 4 ジュース、甘いお菓子をやめる

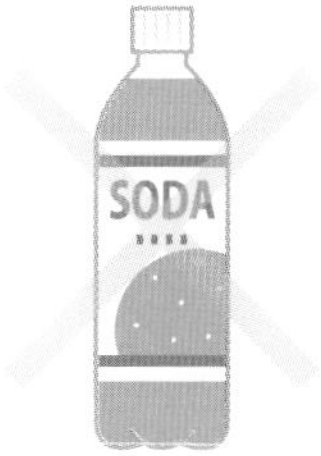


糖質量が多く、血糖値の乱高下を招くので避けてください。鉄を十分に摂取すると代謝がうまくいき、甘い物が欲しくなくなります。

## 体に悪い脂質から脱出するポイント

### ポイント 1 ジャンクフードをやめる

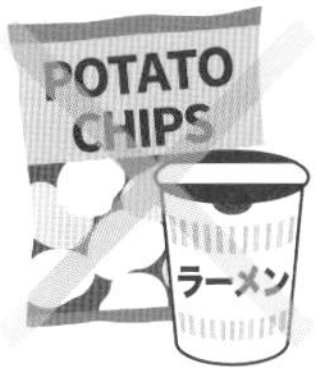


スナック菓子や甘いお菓子、インスタント食品などはトランス脂肪酸を含むものがあります。習慣になりやすいので極力避けて。

### ポイント 2 マーガリン、サラダ油に要注意

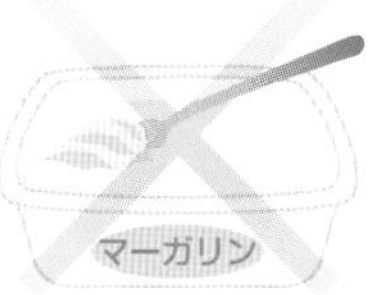


どちらもトランス脂肪酸が含まれています。トランス脂肪酸フリーの商品もあるので、そちらを選んで。コーヒーフレッシュも要注意。

藤川式メソッド 2

# たんぱく質は1日50～70gとろう

＼最低でも／

**1日にとりたいたんぱく質量 ＝ 体重(kg)×1g**

体重60kgなら1日60g

基本

## たんぱく質摂取量は、1日50～70g

成人の体では1日200～300gのたんぱく質が分解され、使われています。体が正常に機能するには、体内に蓄えてあるたんぱく質のほか、食事から毎日50～70gを補給することが必要です。

体調が整ったら

## 1日100g以上でもOK

日常的に運動や筋トレをしている人や、心身の不調がなく、さらにアンチエイジングや美肌効果を目指す人は1日100g以上とっても大丈夫。ただし、不調を感じた場合は量をへらすなど様子を見て。

### 良質なたんぱく質を効率よく摂取

1日にとりたいたんぱく質量は、体重1kgあたりたんぱく質1gです。**体内で一度に処理できるのは40gまでなので、3食に分けて摂取します。**

たんぱく質の質を示す指標にプロテインスコアがあります。これは、体内で作れない必須アミノ酸をバランスよく含む食品の目安となり、スコアが高いほど良質なたんぱく質源といえます（→P.15）。肉、魚介、卵などの動物性食品は、植物性食品よりもプロテインスコアが高いので優先してとるようにしましょう。

# たんぱく質を効率よくとるなら

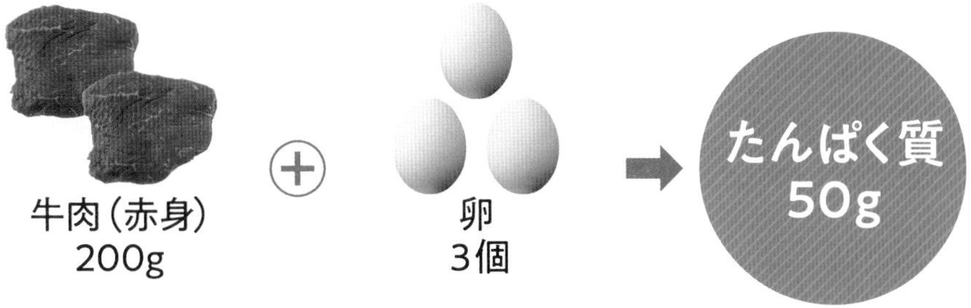


## 大事なのはアミノ酸のバランス

### ［アミノ酸の桶理論］

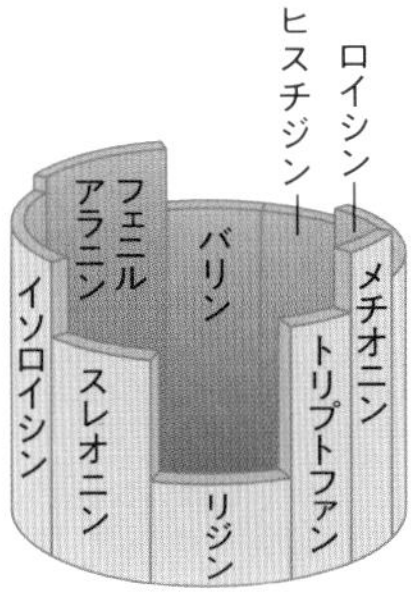


アミノ酸の過不足があり、十分なたんぱく質を生成できない。

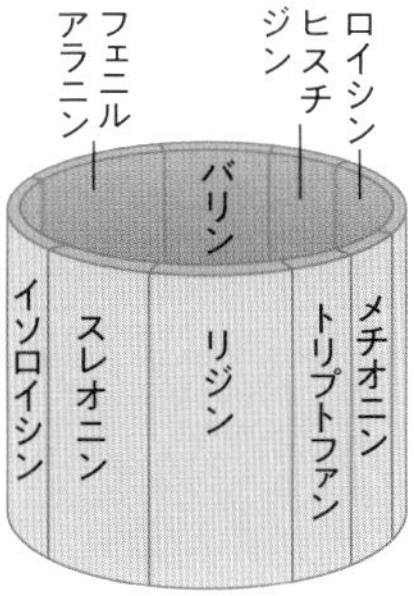


プロテインスコア100の状態。十分なたんぱく質を生成。

プロテインスコアは必須アミノ酸9種類がバランスよく揃っていることを示す指標です。バランスが重要な理由は、たんぱく質はもっとも含量が少ないアミノ酸に合わせた量しか作れないからです。つまり、ずば抜けて含量の多いアミノ酸があっても、ほかに含量の少ないものがあると多い方のアミノ酸がムダになり、効率が悪いのです。これを桶に水を入れて、短い木枠に合わせて水が流れ出てしまう状態に例えて〝アミノ酸の桶理論〟といいます。

## プロテインスコアの高い食品

| 食品 | プロテインスコア | たんぱく質10gをとるのに必要な量 |
|---|---|---|
| 卵 | 100 | 79g |
| 豚肉 | 90 | 83g |
| 鶏肉 | 90 | 55g |
| かじきまぐろ | 89 | 48g |
| ロースハム | 84 | 64g |
| 鮭 | 66 | 58g |
| まぐろ | 90 | 41g |

藤川式メソッド 3

# たんぱく質と鉄の宝庫 赤身の肉、魚をとろう

＼ 鉄を効率よくとるなら ／

**動物性食品に含まれるヘム鉄**
［吸収率が高い］

＞

**おもに植物性食品に含まれる非ヘム鉄**
［吸収率が低い］

なぜ赤身がいいの？

**赤身の赤い色素** ＝ **ミオグロビン**（たんぱく質の一種）
**ヘモグロビン**（血中の鉄の材料）

## 赤身の赤色は鉄が豊富な証拠

赤身の肉や魚の赤い色は、鉄を筋肉で貯蔵する働きのあるミオグロビンや、赤血球中に存在して体中の細胞に酸素を運ぶヘモグロビンによるもの。**赤身がたんぱく質だけでなく、鉄も豊富な証です。**

食品に含まれる鉄は赤身の肉、魚など動物性食品に多く含まれるヘム鉄と、植物性食品、卵、乳製品に多く含まれる非ヘム鉄があります。腸での吸収率は、ヘム鉄が15～25％なのに対して、非ヘム鉄は2～5％。**効率よく鉄を摂取するには、動物性食品がおすすめです。**

## ポイント

### 肉は1日200g、魚は250gが目安

同じ動物性たんぱく質でも、肉は魚よりもたんぱく質が豊富。肉は200g、魚は250gでたんぱく質約25gに相当します。食が細い人は肉を積極的に食べるようにすることが、無理なく、しっかりたんぱく質と鉄を補給するコツです。

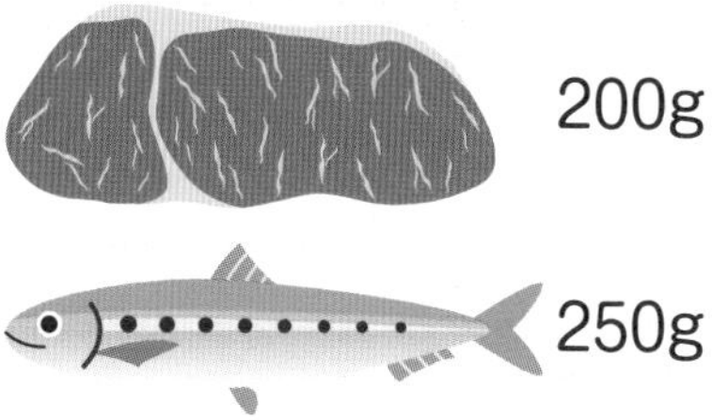


### よく噛んで消化を促進するのも重要

たんぱく質と鉄を十分とっていてもフェリチン値、BUN値（P.10）が改善しない場合は、よく噛んで食べることを意識してみてください。噛んで食べ物を細かくすることで消化・吸収されやすくなり、数値が改善することも。

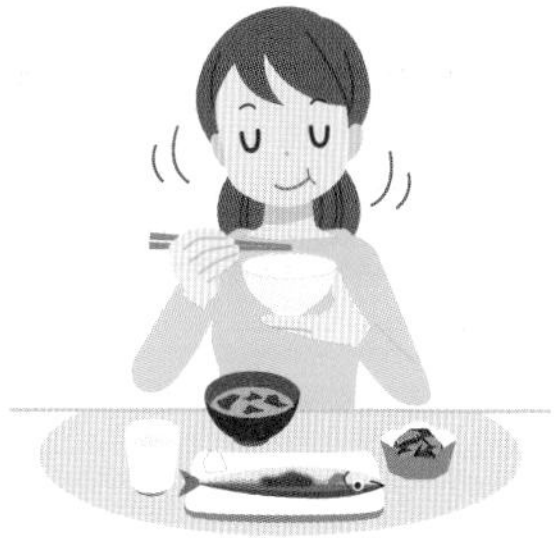

### 鉄の吸収を妨げるカフェインに注意

コーヒー、紅茶、緑茶などに含まれるカフェインは、鉄の吸収を妨げるので飲み過ぎには要注意。食事中は水やノンカフェインの飲み物がおすすめです。カルシウムも鉄の吸収を阻害するので、カルシウムが豊富な牛乳も避けて。

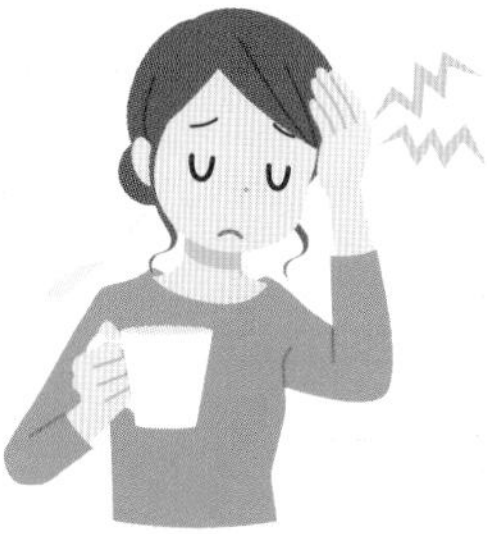

### ビタミンCで吸収率アップ

鉄はたんぱく質やビタミンCと一緒にとると吸収されやすくなるので、緑黄色野菜と一緒に食べるようにしましょう。吸収率の低い非ヘム鉄は、さらに意識してビタミンCのほかにたんぱく質も一緒にとるとよいでしょう。

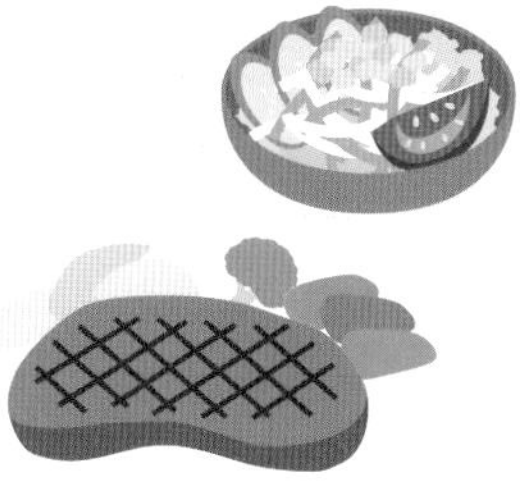

## 牛肉

たんぱく質、鉄のほか、細胞の再生を促す亜鉛が豊富。ビタミン$B_1$・$B_2$・$B_{12}$のビタミンB群も豊富で血液の合成を助けます。赤身が多い部位はヒレともも。ひき肉は赤身のものを選ぶようにして。

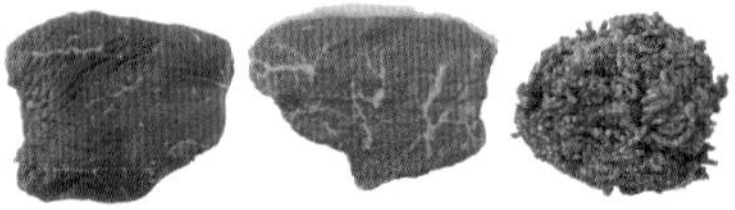

ヒレ肉　もも肉　赤身ひき肉

## 鶏肉

鶏肉は皮を除くとぐっと低脂肪になり、消化しやすいのがメリット。低脂肪ですが脂肪酸バランスは牛肉、豚肉よりも優れています。胸肉には、疲労回復効果が期待できるイミダペプチドというアミノ酸が豊富です。

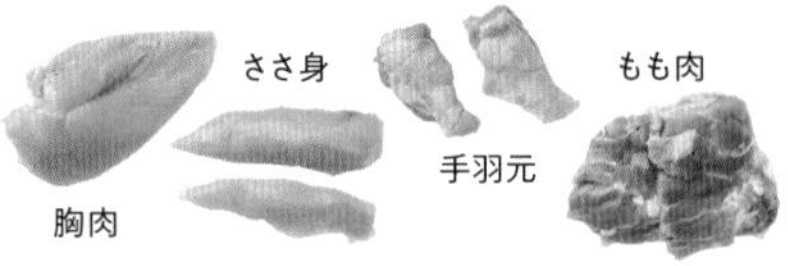


## 豚肉

たんぱく質、鉄に加えて、ビタミンB群が豊富。なかでもビタミン$B_1$は糖質をエネルギーに変えるのを助けるほか、疲労回復効果も期待できます。神経の安定にも関係するナイアシン（ビタミン$B_3$）も豊富。

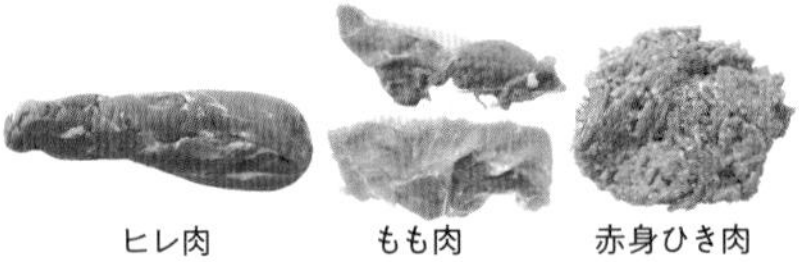

ヒレ肉　もも肉　赤身ひき肉

## レバー

牛、豚、鶏のレバーはいずれもたんぱく質、血液の材料となる鉄と葉酸、体の老化を防ぐビタミンAなどが豊富。なかでも鶏レバーの栄養価が最も高いので、特有の匂いがなく手軽に使える焼き鳥を利用しても。

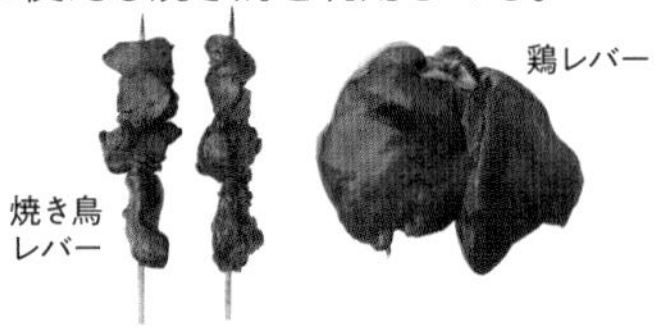


## 少量でも効率よくたんぱく質を補給

肉は、効率よくたんぱく質と鉄を摂取でき、体内で作れない必須アミノ酸も併せてとれるのがメリット。

たんぱく質は、胃や腸などの消化器や消化酵素を作る材料。**質的栄養失調でたんぱく質が不足した状態が続くと、胃腸の機能は低下し、消化酵素は分泌しにくくなります。**そのため、肉を食べると胃がムカムカするなど不調が起こりますが、少しずつたんぱく質摂取量をふやしていくと、これらの不調は解消されます。食が細い場合にも肉はたんぱく質のよい供給源になります。

## 赤身の魚

たんぱく質とともに鉄が豊富なのがまぐろやかつおなどの赤身の魚。ツナ缶の原料はまぐろやかつおです。鮭は分類上は白身魚ですが、赤色色素のアスタキサンチンは抗酸化成分や代謝を促すビタミンB群が豊富。

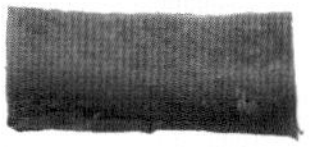
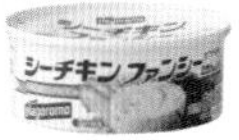

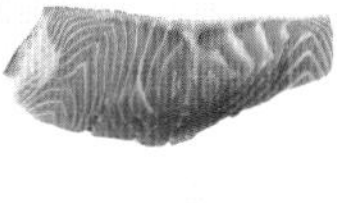

## 青魚

いわし、さば、あじ、さんまなどの青魚は体で生成できない不飽和脂肪酸のDHA、EPAの宝庫。脂肪酸は酸化しやすいので新鮮なうちに食べること、脂が煮汁などに溶け出るので、汁ごと食べることなどに注意して。

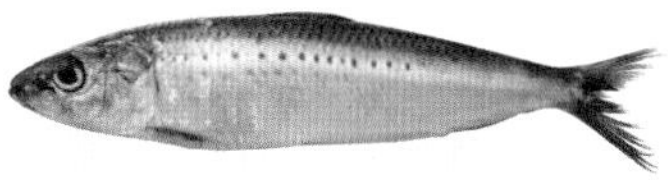

## 貝

貝類は亜鉛が豊富なのが魅力。亜鉛はたんぱく質の合成や酵素の働きを助けるのに欠かせないミネラルです。なかでもあさり、しじみには豊富。汁物や煮物は亜鉛が煮汁に溶け出るので残さず飲みましょう。

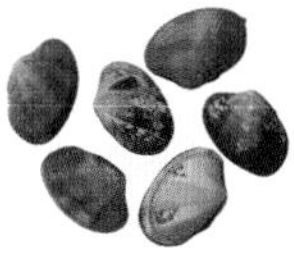
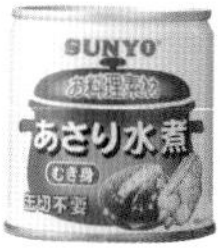


## ＼扱いがラクな／ 缶詰もおすすめ

おすすめの魚介の缶詰はさば缶、ツナ缶、あさり缶、いわし缶など。下ごしらえの手間がいらず、そのままでも食べられるのでストックしておくと重宝します。どれも栄養豊富な缶汁も使うように心がけて。

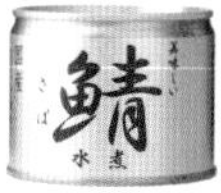

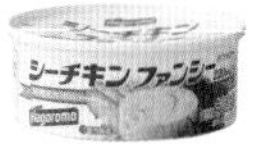

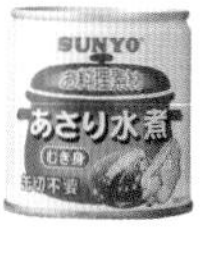


## 体によい脂肪酸やミネラルの供給源にも

魚介もまた、たんぱく質が豊富な食材。たんぱく質含有量などでは肉に譲りますが、**赤身の魚や貝類は鉄や亜鉛が豊富で高い健康効果が期待できます。**亜鉛はたんぱく質の合成に必要なミネラルなので、しっかりとるようにしましょう。

また、青魚やまぐろには血流をよくするＤＨＡ、ＥＰＡといった不飽和脂肪酸がたっぷり。血栓ができるのを防いだり、中性脂肪をへらす効果もあります。どちらも人間の体内では生成できないので、食事で積極的にとることが肝心です。

藤川式メソッド 4

# 完全栄養食品 卵は1日3〜5個とろう

卵は栄養豊富な優秀食材

## 1日3個以上食べても コレステロールの心配なし

調理がラクなのもうれしい

**1個（Mサイズ・正味50g）**

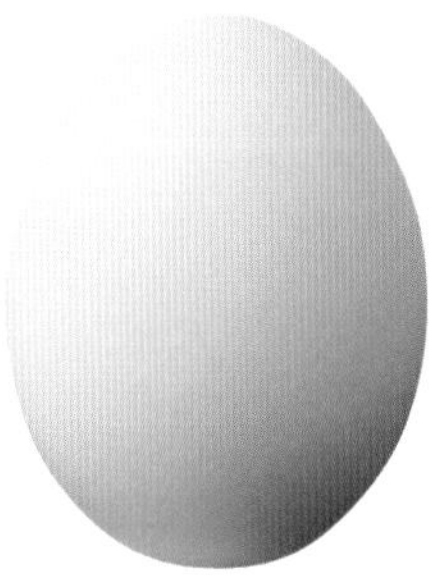

ビタミン$B_2$ 0.22mg
ビタミン$B_6$ 0.04mg
亜鉛 0.7mg
葉酸 22μg
カルシウム 26mg
糖質 0.3g

たんぱく質 6.2g
鉄 0.9mg
ビタミンE 0.5mg
ビタミンD 0.9μg
ビタミンA 0.1μg
ビタミン$B_{12}$ 0.5μg

### 安価で栄養豊富な優秀食材

卵は良質たんぱく質の指標となるプロテインスコアが満点（100）を示す優秀食材。**ビタミンCと食物繊維以外はほぼすべての栄養素が含まれる、完全栄養食品です。**簡単な調理で食べられるので、手軽にたんぱく質を補給したいときに重宝します。以前は、コレステロールが多いので卵は1日1個までといわれていましたが、研究が進み、積極的に食べても大丈夫とされています。ただし生卵の卵白は糖の代謝に必要なビオチンの吸収を妨げます。必ず加熱して食べるようにしてください。

藤川式メソッド 5

# たんぱく質補給にチーズ、ヨーグルトを上手に利用しよう

\ その理由は /

## 発酵して消化・吸収されやすい

チーズ

粉チーズ

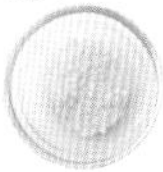

ピザ用チーズ

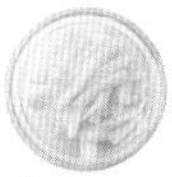

スライスチーズ

カマンベールチーズ

クリームチーズ

水分が除かれているので少量でもたんぱく質の補給ができます。料理に加えてたんぱく質量のアップに役立てて。

ヨーグルト

乳酸菌が豊富で、腸内環境を整えるのにも役立ちます。糖質のとり過ぎを防ぐため、無糖のものを選びましょう。

### 牛乳の代わりには

糖質が少なく、よい脂質やビタミンやミネラルを含むもので代用を。生クリームは体によい動物性脂肪、アーモンドミルクはビタミンE、ココナッツミルクは鉄、マグネシウムが豊富。

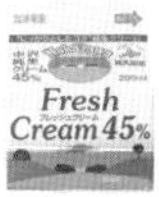


生クリーム

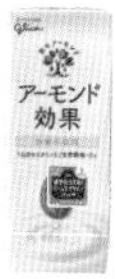


アーモンドミルク

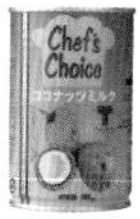


ココナッツミルク

### チーズ、ヨーグルトなど発酵したものがおすすめ

乳製品は動物性たんぱく質が補給できる食材です。なかでも**チーズ、ヨーグルトは製造の過程で発酵しているので、消化・吸収されやすいのがメリット。**牛乳はアレルギーの原因となるカゼインを含むほか、乳糖不耐症を起こすことがあるためおすすめしません。ときどき少量を使うのにとどめましょう。

チーズ、ヨーグルトなどはおやつ代わりに利用するのがおすすめ。糖質依存の場合は、クリームチーズや生クリームなど脂肪の多い乳製品をとると糖質に代わる満足感が得られます。

藤川式
メソッド
6

# 食事で不足するたんぱく質はプロテインでチャージ!

\ 肉が苦手、食が細い…… /

## プロテインはたんぱく質補給の救世主

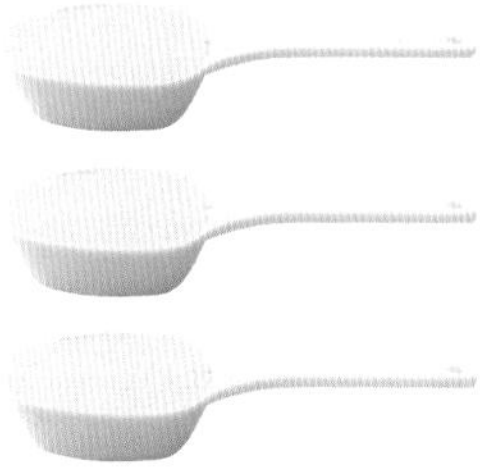

プロテイン付属スプーン
約3杯(20g・60㎖)※

= たんぱく質量
20g

※製品によってたんぱく質含有量に差があります。

## こんなにいいこと!

メリット 1

### 糖質過多から脱出

たんぱく質不足が解消すると、自然に甘いものを欲しなくなります。糖質過多から脱出するにはたんぱく質は欠かせません。

メリット 2

### 弱った胃腸を改善

胃腸の材料となるたんぱく質が不足すると、消化・吸収機能も低下。たんぱく質が十分行き渡るようになると改善します。

メリット 3

### 代謝を助ける

細胞が生まれ変わるには、材料となるたんぱく質が不可欠。細胞の代謝が正常に行われることで、体の機能が保たれています。

## おもなプレーン味のプロテイン

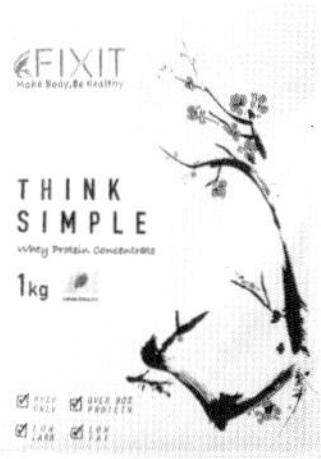


シンク シンプル
プレーン（WPC）
［たんぱく質含有率］
80%以上（無水物換算）

FIXIT
support@fix-it.jp

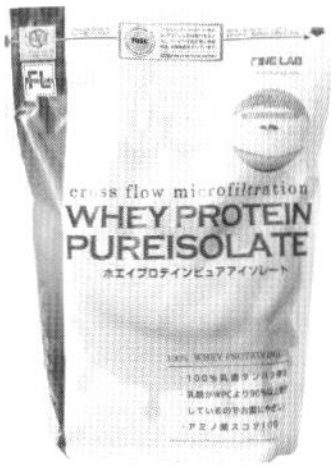


ファイン・ラボ
ホエイ プロテイン
ピュアアイソレート（WPI）
［たんぱく質含有率］
91.0%（無水物換算）

ファイン・ラボ
http://www.fine-lab.com

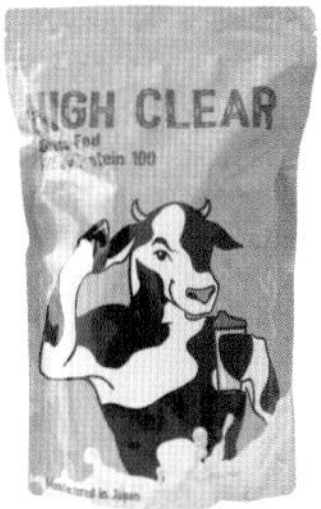


ハイクリアー
グラスフェッドホエイ
プロテイン100（WPC）
［たんぱく質含有率］
80%以上（無水物換算）

エフアシスト
☎022-796-8450

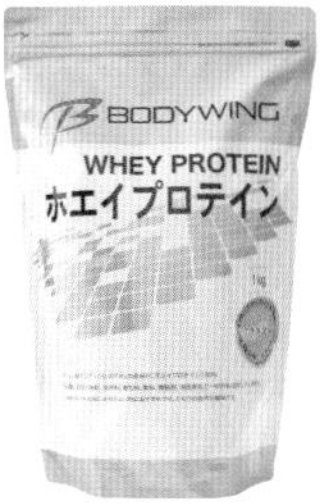


ボディウイング
ホエイ プロテイン（WPC）
［たんぱく質含有率］
80%以上（無水物換算）

アスウェル
0120-85-8176

### 上手なとり方は？

基本　［1日］　プロテイン 20g 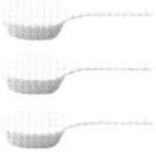　×2回 ＝ たんぱく質 40g

胃腸が弱い人　［1日］　プロテイン 5g 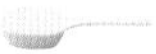 　×2回 ＝ たんぱく質 10g　少量からスタート

## プロテインはホエイプロテイン一択！

たんぱく質中心の食事を心がけるとともに、**プロテインを活用すると1日50～60gのたんぱく質が効率よく摂取できます。**プロテインは1日に、20g（60㎖）×2回を目安にとると有効。胃腸が弱い人は5g×2回からはじめて。**プロテインは乳清のたんぱく質を主成分とする「ホエイ」を選びましょう。**ホエイプロテインには乳糖を含むWPCと乳糖を除去したWPIとがあり、WPCが飲みにくい人はWPIにしても。味付けを自由にアレンジできるプレーン味がおすすめ。

藤川式メソッド 7

# 上手な糖質ダウンテクニックで無理なく続く

## ［ 糖 質 ］

### コントロールしたい糖質

#### 白い穀物 ← 精製度高

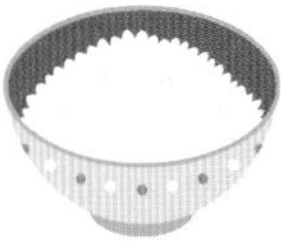

白米

食パン

うどん

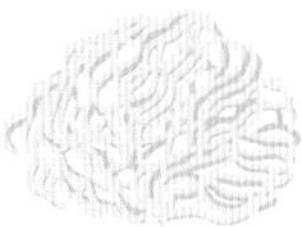

中華麺

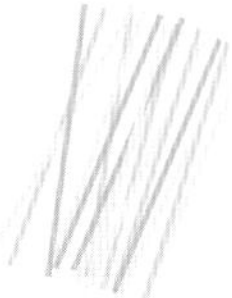

パスタ

米や小麦は精製するほど体に必要なビタミンB群やミネラル、食物繊維などが失われ、食べ過ぎると質的栄養失調を招きます。1日の糖質量を120gまでに抑えることで無理なく糖質オフできます。

#### 白砂糖

上白糖やグラニュー糖などの白い砂糖は精製度が高く、血糖値の乱高下を引き起こします。甘い生クリームたっぷりのケーキも控えて。

#### 糖質の多い野菜・果物

糖質の多い野菜や根菜類、いも類、果糖が多いバナナなどの果物は控えましょう。低糖質のグレープフルーツなどは少量ならOK。

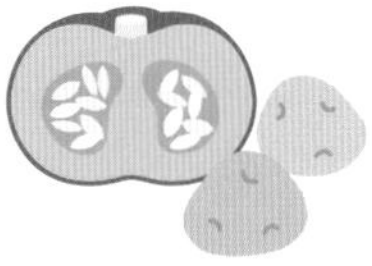

#### 日本酒、ビール

100gあたりの糖質は本醸造酒は3.6～4.5g、ビールは3.1～4.6gと糖質多め。ワインは1.5～2.0g、ウイスキー、焼酎はほぼゼロ。

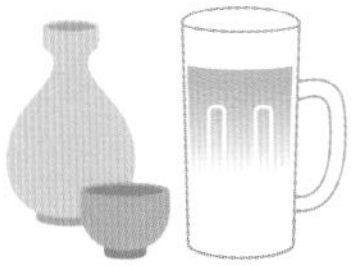

## 上手に活用したい糖質

### 茶色の穀物 ← 精製度低

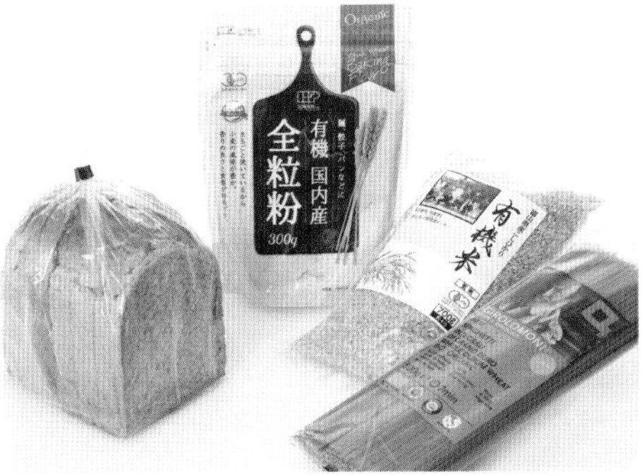


玄米、雑穀、全粒粉などの茶色の穀物は、精製度が低く、食物繊維が多く含まれているので血糖値の上昇が緩やか。とはいえ、食べ過ぎは糖質過多になるので、少量にしましょう。よく噛んでゆっくり食べると少量でも満足感が得られます。

### 少量ならOK 自然由来の糖質ゼロ甘味料を適量とる

ラカントSは、ラカンカというウリ科の植物を原料にした糖質ゼロの甘味料。ラカンカエキスとトウモロコシを発酵させて作る甘味成分（エリスリトール）とを合わせ、砂糖と同程度の甘さに調整。血糖値に影響を与えないとされ、液状や顆粒状のものが市販されているのでレシピによって使い分けて。スーパーなどで手軽に入手できます。

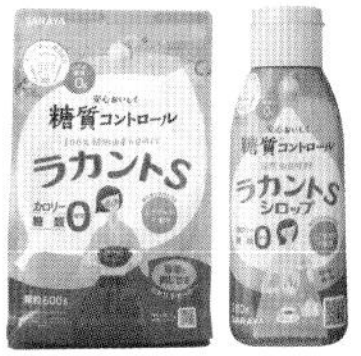


## 1日120gまでならOK! ラクラク続く

糖質過多の食事は質的栄養失調を招くばかりか、生活習慣病などの原因にもなります。

とはいえ、糖質を一切とらない食事は現実的ではありません。本書では、1日120gまでに抑えた低糖質のテクニックを紹介しています。たとえば、朝食に小さめのパン、昼食と夕食にごはん軽く半膳までなら許容範囲です（→P．30）。また、たんぱく質豊富な食材でかさ増しすれば、少量の糖質でも大満足（→P．98）。さらに、精製度の低い穀物や低糖質製品を利用してもよいでしょう。

# 脂質

## OK脂質

バター

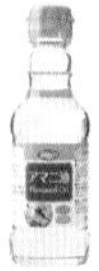

亜麻仁油

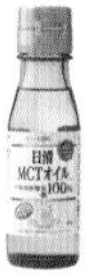

MCTオイル

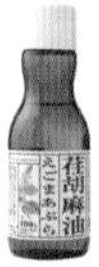

えごま油

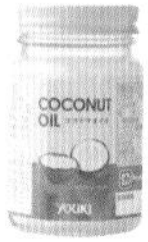


ココナッツオイル

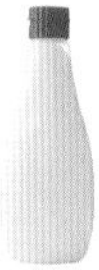

マヨネーズ

おすすめ！

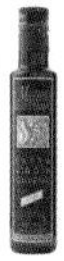

**オリーブオイル**
イタリア産・コールドプレス製法のサンテラモエクストラバージンオイル。

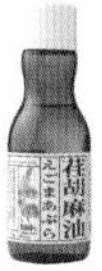

ごま油

## 控えたい脂質

マーガリン

ショートニング

ベニバナ油

大豆油

## エネルギーを生み出す脂質は質で選ぶ

トランス脂肪酸を含むマーガリン、ショートニング、ベニバナ油や大豆油、サラダ油は細胞膜を弱くするのでNG。**エネルギー発生量が多いバターなど動物性の脂と、素早くエネルギーに変換されるココナッツオイル、MCTオイルはOK。**体内で合成できないオメガ3系脂肪酸を含む亜麻仁油、えごま油は熱に弱いのでドレッシングとして使用。加熱調理には原産国の確かなオリーブオイル、ごま油を選びましょう。

# 調味料

**OK調味料**

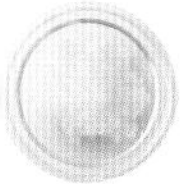
天然塩

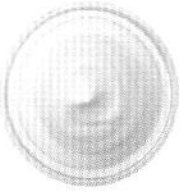
マヨネーズ

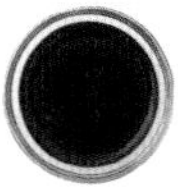
しょうゆ

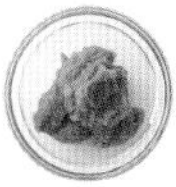
みそ

酢

［スパイス］

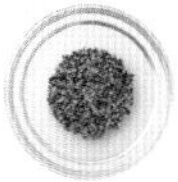
こしょう

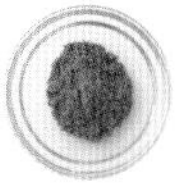
カレー粉

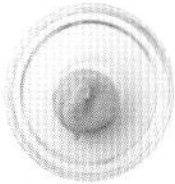
練り辛子

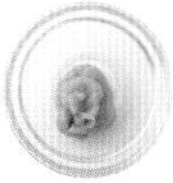
わさび

**控えたい調味料**

| | | |
|---|---|---|
| 砂糖 | トマトケチャップ | ソース、食塩 |
| みりん | ドレッシング | めんつゆ |

## 基本調味料にスパイスでアクセントを

まず見直したいのが砂糖。天然由来の糖質ゼロ甘味料は血糖値を上げないのでおすすめ（↓P．25）。ケチャップ、ソース、みりん、めんつゆは意外に糖質が多いので、味のバリエーションをつけるために、たまにごく少量使う程度にとどめます。本書のレシピでも最少量としています。市販のドレッシングは糖質が多いので控えて。

**おすすめは、天然塩、しょうゆ、みその基本調味料に、酢やスパイスでアクセントをつける方法。**食材の味が引き立ち、食べ飽きないおいしさに仕上がります。

# 糖質の過剰摂取から脱出する 食べ方アドバイス

やみくもに糖質を制限してもストレスがたまるだけ。
P. 30からのたんぱく質たっぷり・低糖質のレシピを活用して
あせらず自然に、心と体のハッピーを手に入れましょう。

STEP 1

## とにかくたんぱく質食品を意識してとる

毎食、肉か魚、卵の動物性たんぱく質のおかずを食べるように意識して。おやつはお菓子の代わりにチーズや卵にシフト。

↓

STEP 2

## 調理がラクな たんぱく質おかず中心の食事に

毎日の食事は無理をしては続きません。P.30からの料理やドリンクを活用すれば1日60 gのたんぱく質がラクにとれます。

↓

STEP 3

## おなかが満たされて、 ごはん（主食）の量がへる

たんぱく質おかずを優先して食べると満足感が得られて、自然とごはんやパンなどの主食がへってきます。

↓

STEP 4

## たんぱく質と一緒に鉄がとれるので、 自然に甘いものがへる

鉄不足が解消すると、人間の体は自然と甘いものを欲しなくなる仕組みになっています。あせらずここを目指しましょう。

↓

**糖質の過剰摂取から脱出**

PART 1

# たんぱく質が効率よくとれる! 超簡単レシピ

1日にたんぱく質を60g程度とることが、不調を軽くする食事のポイント。まずは、プロテインや扱いやすい食材を使った簡単レシピからスタート！　忙しくても、料理が苦手でも手軽に効率よくたんぱく質をチャージできます。

これなら できる！

# 高たんぱく・低糖質をクリアする1日献立

心身を健康に保つには、1日にたんぱく質60gをとり、糖質を120g以下にしたいもの。
1日3食、たんぱく質食材を使ったメインおかずをきちんと食べれば、ラクにクリアできます。

## ［朝食］

卵とヨーグルトでしっかり。
サラダから食べて
血糖値をコントロール！

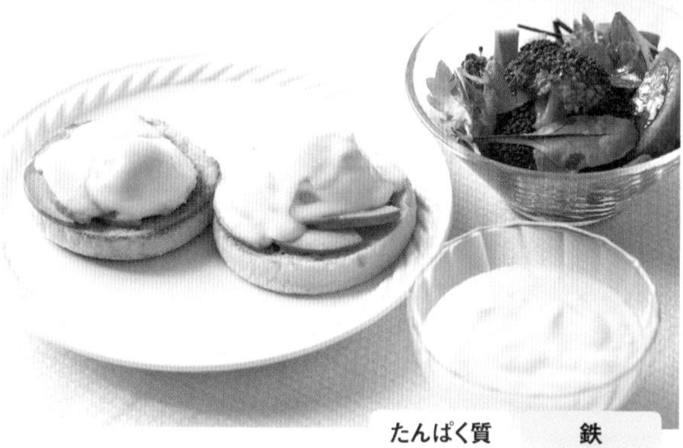

| たんぱく質 | 鉄 |
|---|---|
| 26.8g | 3.5mg |
| **脂質** | **糖質** |
| 43.0g | 34.3g |

### エッグベネディクト

材料（1人分）

イングリッシュマフィン …… 1個
卵 …… 2個
アボカド …… 1/4個
A［マヨネーズ …… 大さじ1
　ケチャップ …… 小さじ1
　塩、こしょう …… 各少々］

作り方

1 卵1個を割っておく。鍋に水3カップ（分量外）を沸騰させ、弱火にし、酢大さじ1（分量外）を入れて混ぜ、卵をそっと入れる。菜箸で形を整え、2分ゆでたら取り出して水けをきる。残りも同様にする。

2 厚みを半分に切ってトーストしたマフィンに、薄切りにしたアボカド、❶を等分にのせ、混ぜ合わせたAをかける。

### サラダ

材料と作り方（1人分）

好みの野菜100gにドレッシング（オリーブオイル大さじ1、酢小さじ1、塩・こしょう各少々）をかける。

**プレーンヨーグルト** …150g

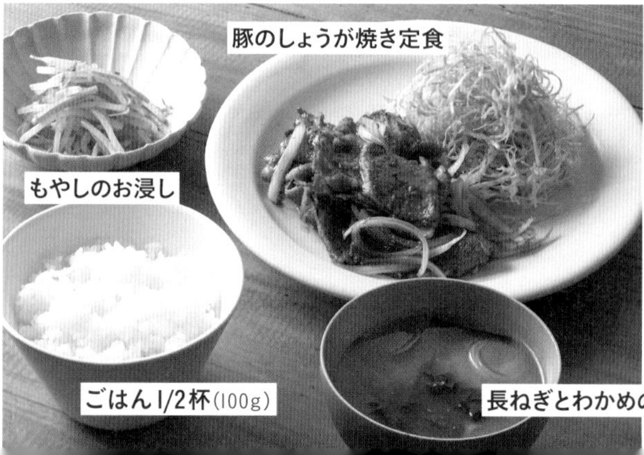


## ［昼食］

外食は肉がメインの
定食風がおすすめ。
ごはんは半分にして低糖質

| たんぱく質 | 鉄 |
|---|---|
| 25.4g | 2.0mg |
| **脂質** | **糖質** |
| 28.3g | 49.6g |

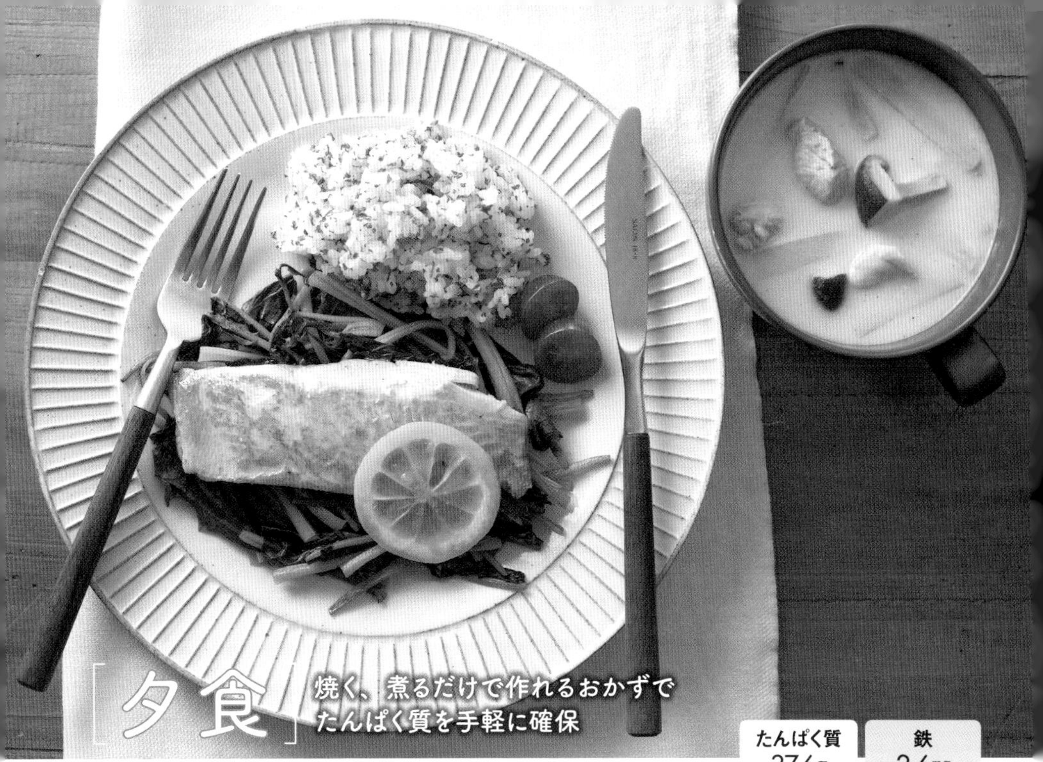

# 夕食

焼く、煮るだけで作れるおかずで
たんぱく質を手軽に確保

| たんぱく質 | 鉄 |
|---|---|
| 37.6g | 2.6mg |
| **脂質** | **糖質** |
| 46.2g | 32.7g |

サーモンのたんぱく質と、緑の野菜の鉄を一皿で

## サーモンソテー

**材料**（1人分）

生鮭の切り身 …. 1切れ
塩 …. 小さじ1/6
こしょう …. 少々
ほうれん草 …. 80 g
オリーブオイル …. 小さじ1

A
- レモンの輪切り …. 1枚
- バター …. 大さじ1
- レモンの搾り汁 …. 小さじ1
- 塩、こしょう …. 各少々

ミニトマト …. 1個

**作り方**

1 フライパンにオリーブオイルを熱し、塩、こしょうをふった鮭の両面を焼き、空いている所で4cm長さに切ったほうれん草を炒めて器に盛る。

2 フライパンで**A**を熱し❶にかけ、ミニトマト、パセリライス（ごはん80 g、パセリ大さじ1/2、オリーブオイル小さじ1、塩・こしょう各少々を混ぜる）を添える。

スープにも高たんぱくなささ身をプラス

## 鶏ささ身のカレースープ

**材料**（1人分）

鶏ささ身 …. 1本
塩、こしょう …. 各少々
しいたけ …. 1枚
セロリ …. 1/4本

A
- 水 …. 1カップ
- 顆粒コンソメ …. 小さじ1/4

B
- 生クリーム …. 大さじ2
- カレー粉 …. 小さじ1/5
- 塩 …. 少々

**作り方**

ささ身は一口大に切って塩、こしょうをふる。しいたけは縦4等分、セロリは乱切りにする。鍋に**A**を煮立ててささ身と野菜を入れ、弱火で10分煮て、**B**を加えて温める。

# 手軽にたんぱく質チャージ
# おいしい！ プロテインドリンク

時間がないときはプロテインを利用して、手軽にたんぱく質を補給しましょう。
プロテインはちょっと苦手という人でも飲みやすいドリンクは朝食やデザートにもぴったりです。

| | A | B | C |
|---|---|---|---|
| たんぱく質 | 18.3g | 20.9g | 20.8g |
| 鉄 | 0.3mg | 0mg | 1.8mg |
| 脂質 | 0.3g | 17.5g | 19.0g |
| 糖質 | 7.8g | 2.3g | 6.0g |

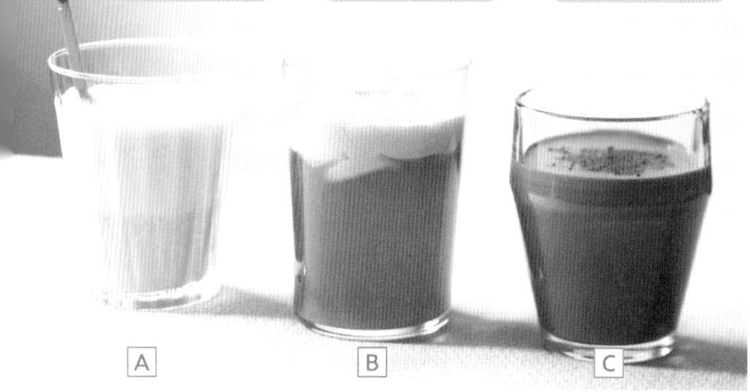


たんぱく質とビタミンで体が目覚める

## いちごスムージー A

**材料**（1人分）

プロテイン（プレーン味・無糖）…… 20g
いちご …… 100g
水 …… 1/2カップ

**作り方**

ミキサーにすべての材料を入れてなめらかになるまで撹拌する。

プロテイン入りチーズクリームが絶品

## チーズミルクティー B

**材料**（1人分）

プロテイン（プレーン味・無糖）…… 20g
A ┌ クリームチーズ …… 2個（36g）
　│ 水 …… 1/2カップ
　└ 生クリーム …… 大さじ1
紅茶（無糖）…… 1カップ
ラカントシロップ …… 大さじ1

**作り方**

1 耐熱容器にAを入れ、ラップをかけずに電子レンジで30秒加熱し、混ぜて溶かす。

2 ミキシングカップに❶とプロテインを入れて撹拌する。

3 グラスに紅茶を入れてシロップを溶かし、その上に❷を静かに注ぐ。

ココアと生クリームがリッチな味

## モカジャバ C

**材料**（1人分）

プロテイン（プレーン味・無糖）…… 20g
A ┌ インスタントコーヒー …… 小さじ1
　│ ココアパウダー（無糖）…… 大さじ2
　└ 水 …… 大さじ3
水 …… 1カップ
生クリーム …… 大さじ1
ラカントシロップ …… 大さじ1
シナモンパウダー …… 少々

**作り方**

1 耐熱容器にAを入れてよく練り混ぜる。ラップをかけ電子レンジで20秒加熱し、分量の水を少しずつ加えて混ぜて溶かす。

2 ミキシングカップに❶、プロテイン、生クリーム、シロップを入れて撹拌する。グラスに注ぎ、シナモンをふる。

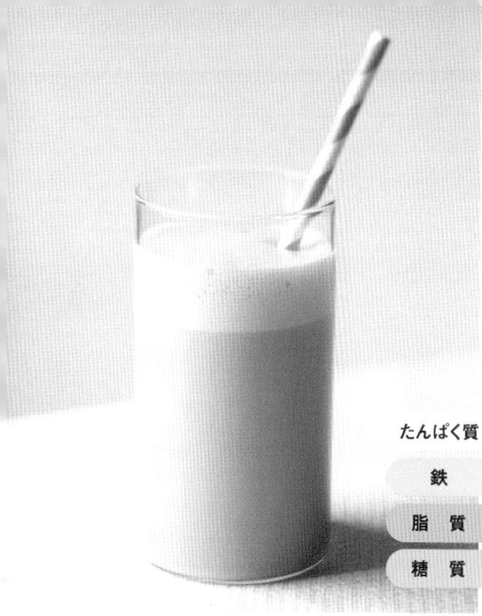

ほうじ茶の香ばしさで飲みやすい

## ほうじ茶ラテ

**材料**（1人分）

プロテイン（プレーン味・無糖）…． 20g
ほうじ茶（浸出液）…． 1 1/4カップ
ラカントシロップ …． 小さじ2

**作り方**

ミキシングカップにすべての材料を入れて撹拌する。

| たんぱく質 | 17.4g |
|---|---|
| 鉄 | 0mg |
| 脂質 | 0.2g |
| 糖質 | 1.0g |

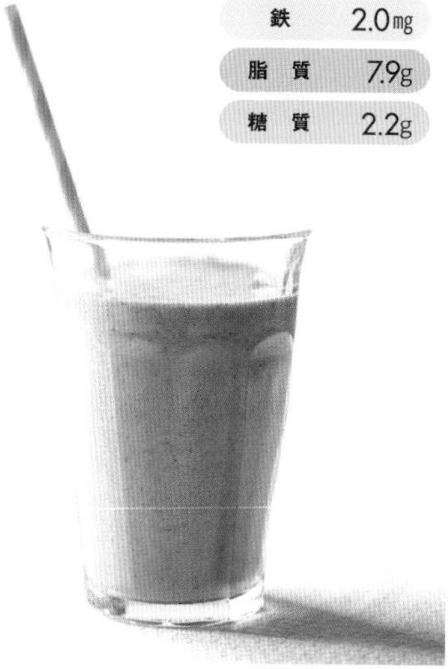

| たんぱく質 | 19.8g |
|---|---|
| 鉄 | 2.0mg |
| 脂質 | 7.9g |
| 糖質 | 2.2g |

小腹が減ったときにもぴったり

## 小松菜の抹茶スムージー

**材料**（1人分）

プロテイン
（プレーン味・無糖）
…． 20g
小松菜 …． 50 g
アボカド …． 1/4個
抹茶 …． 小さじ1
水 …． 1カップ
レモンの搾り汁 …． 小さじ2
塩 …． 少々

**作り方**

小松菜とアボカドはざく切りにする。ミキサーにすべての材料を入れてなめらかになるまで撹拌する。

| たんぱく質 | 21.0g |
|---|---|
| 鉄 | 0mg |
| 脂質 | 3.2g |
| 糖質 | 6.5g |

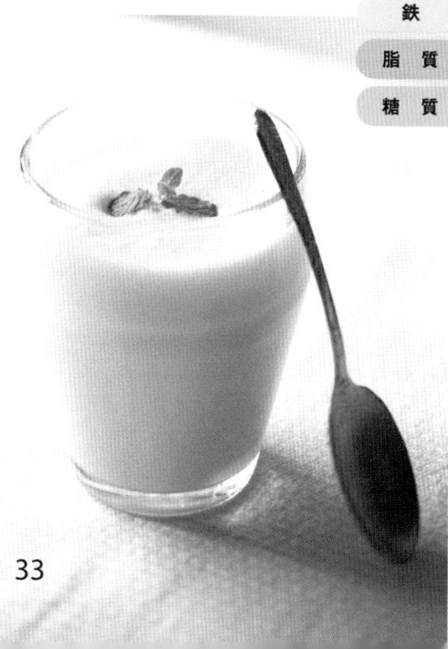

ビタミンEが豊富なアーモンドミルクで！

## アーモンドラッシー

**材料**（1人分）

プロテイン
（プレーン味・無糖）
…． 20g
アーモンドミルク
（無糖）…． 1カップ
プレーンヨーグルト
（無糖）…． 1/2カップ
ラカントシロップ
…． 大さじ1
ミントの葉
（あれば）…． 適量

**作り方**

ミキシングカップにミント以外の材料を入れて撹拌する。グラスに注ぎ、ミントを添える。

のっける、
かける、
あえるだけ!

# ワンボウル＆ワンプレートレシピ

糖質の多いごはんやパンの代わりに低糖質食材を使った、たんぱく質も鉄もしっかりとれる一品完結メニューです。時間がないときの朝食や遅めの夕食にも重宝します。

ブロッコリーと豆腐がごはん代わりのさっぱり丼

## ブロッコリーと豆腐のさば缶丼

**材料**（２人分）

ブロッコリー …. 100 g
木綿豆腐 …. １丁
さば水煮缶 …. １缶
A しょうゆ …. 大さじ１
　しょうがのすりおろし …. 小さじ１
　酢 …. 小さじ１
青じそ …. ４枚

**作り方**

1 ブロッコリーは小房に分けてラップで包み、電子レンジで1分30秒加熱し、細かく刻む。さばは缶汁をきって粗くほぐし、**A**を混ぜる。青じそは千切りにする。

2 フライパンに豆腐を入れて木ベラでくずしながら中火で炒め、ブロッコリーを加えて炒め合わせる。

3 器に❷を盛り、さばと青じそをのせる。

| | |
|---|---|
| たんぱく質 27.6g | 鉄 4.2mg |
| 脂質 14.6g | 糖質 2.5g |

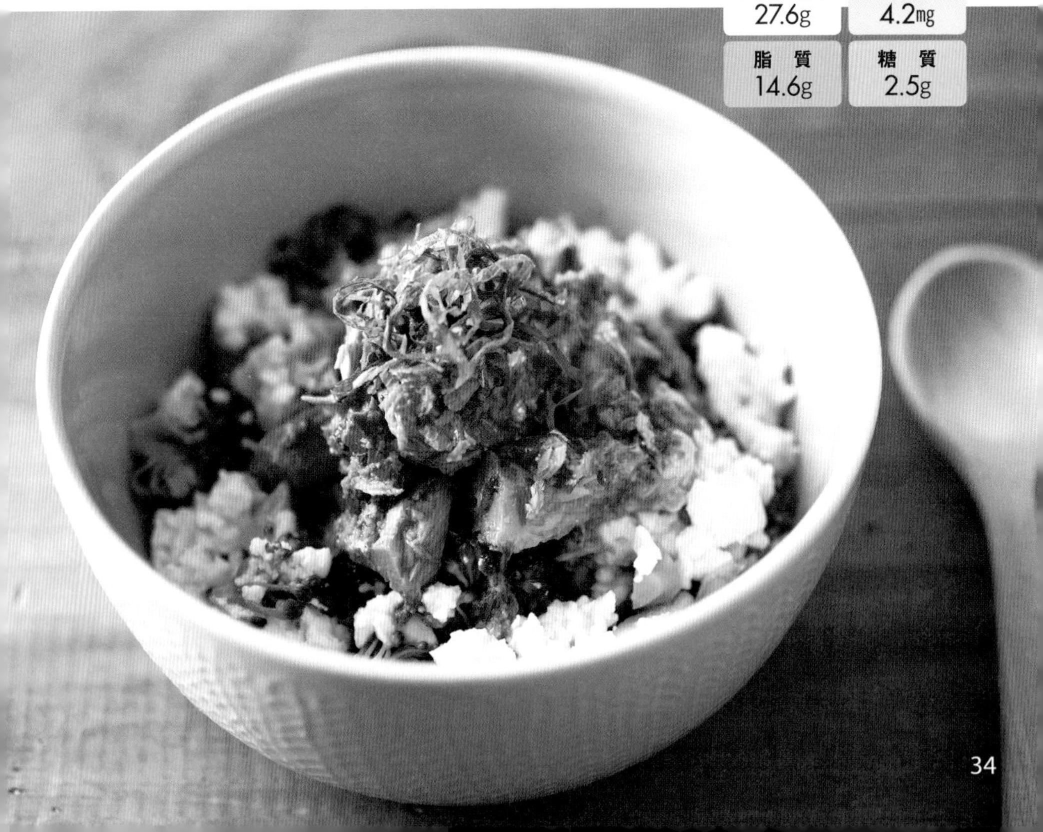

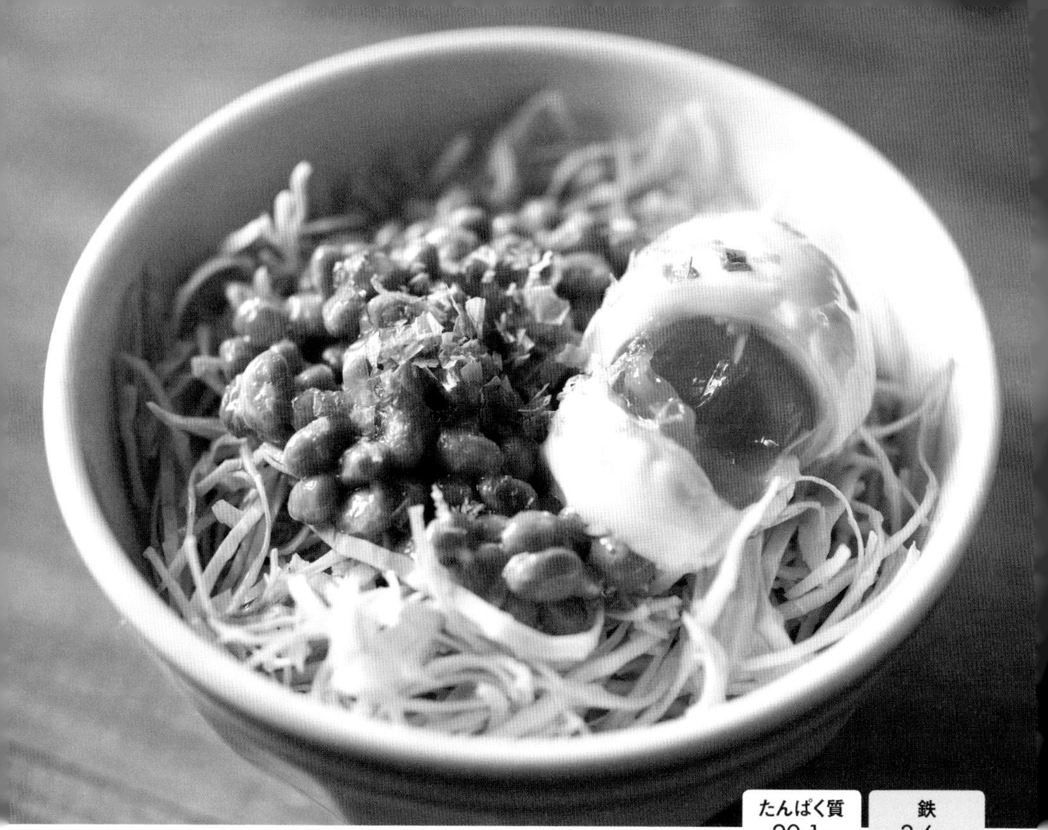

| たんぱく質 | 鉄 |
|---|---|
| 20.1g | 3.6mg |
| 脂　質 | 糖　質 |
| 23.3g | 9.4g |

ポン酢しょうゆは納豆のタレより低糖質！

# サラダ納豆丼

**材料**（２人分）

キャベツ …. ４枚
納豆 …. ３パック
温泉卵 …. ２個
**A**［ポン酢しょうゆ …. 大さじ２
　　オリーブオイル …. 大さじ２
削りがつお …. １袋（４ｇ）

**作り方**

キャベツは千切りにして器に盛り、納豆と温泉卵をのせて**A**をかけ、削りがつおをのせる。

*MEMO*

卵と納豆は手軽にたんぱく質がとれるお助け食材。温泉卵はストックしておくと便利。

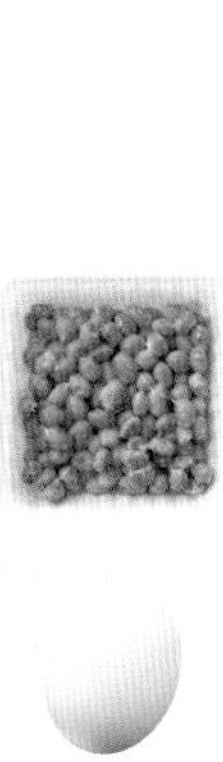

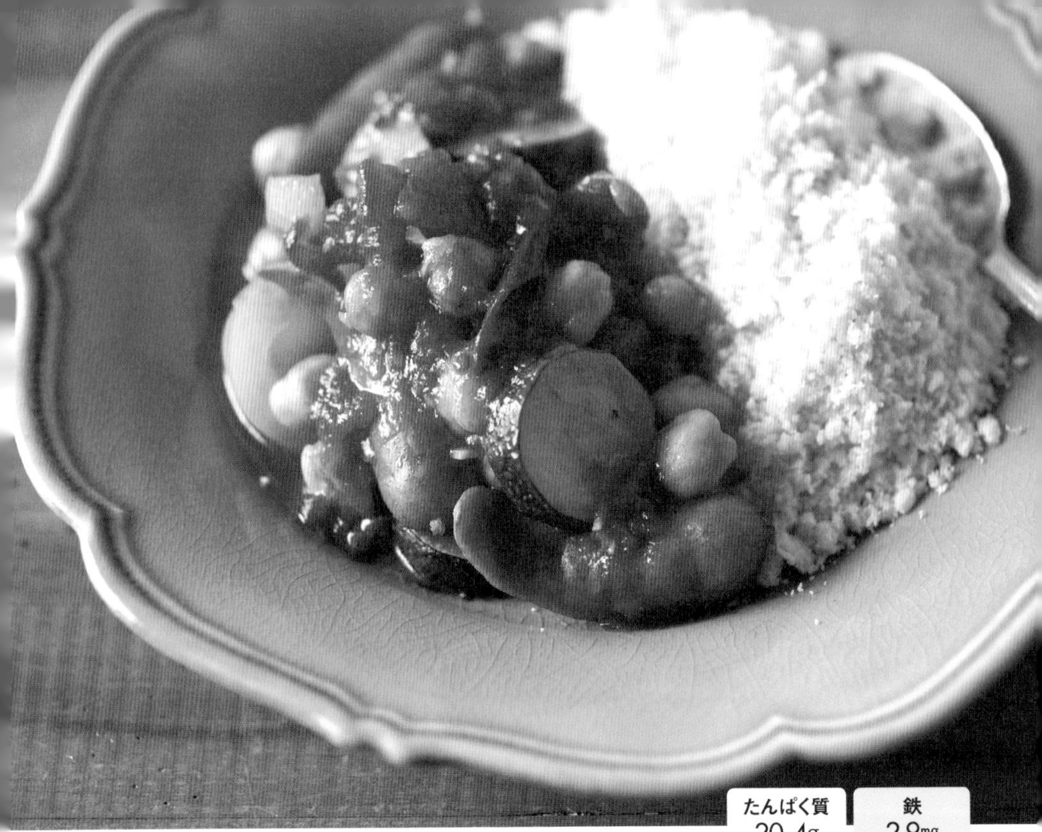

| たんぱく質 | 鉄 |
|---|---|
| 20.4g | 2.9mg |
| 脂　質 | 糖　質 |
| 32.2g | 16.4g |

粒状パスタのクスクスをおからで代用

# おからのクスクス風

**材料**（２人分）

おから …. 150 g
ウインナソーセージ …. ７本
パプリカ（黄）…. 1/4個
ズッキーニ …. 1/2本
オリーブオイル …. 小さじ１
A ┌ レモンの搾り汁 …. 小さじ２
　└ 塩、こしょう …. 各少々
オリーブオイル …. 大さじ１
B ┌ にんにくのみじん切り …. 1/2かけ分
　└ 赤唐辛子（斜め半分に切る）…. 1/2本
水煮ガルバンゾ …. 100 g
C ┌ トマト缶（ダイス状）…. 200 g
　│ 水 …. １ 1/2カップ
　│ 塩 …. 小さじ1/3強
　└ こしょう …. 少々

**作り方**

1 ソーセージは斜め切り、パプリカは乱切りにする。ズッキーニは輪切りにする。

2 フライパンにオリーブオイル小さじ１を熱しておからを炒め、パラパラになったら**A**を加えてさっと炒め、取り出す。

3 ❷のフライパンをきれいにし、オリーブオイル大さじ１を熱してパプリカ、ズッキーニ、**B**を中火で炒め、全体に油が回ったらソーセージと水けをきったガルバンゾを加えさっと炒め、**C**を加えてさっと煮る。

4 器に❷を盛り、❸をかける。

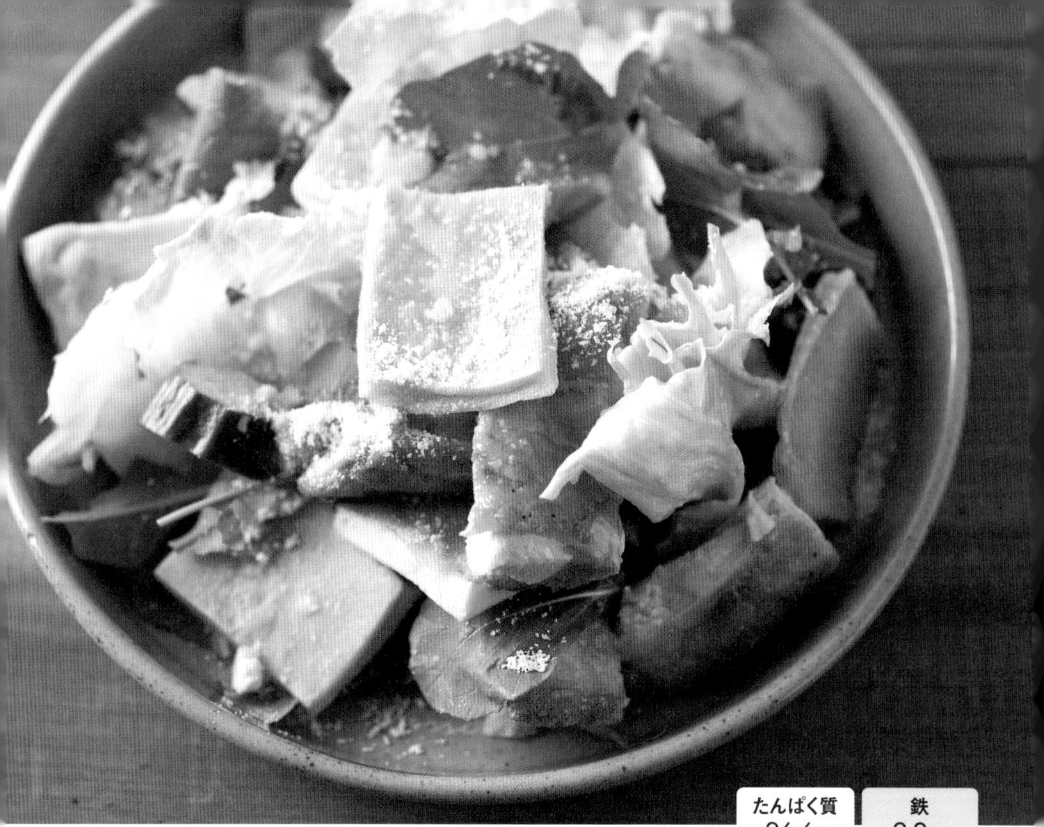

| たんぱく質 | 鉄 |
| --- | --- |
| 26.6g | 2.2mg |
| **脂質** | **糖質** |
| 30.6g | 1.4g |

おしゃれなバゲットサラダも大幅糖質オフ

# 高野豆腐トーストとチキンのサラダ

**材料**（2人分）

高野豆腐 …. 2枚
鶏もも肉 …. 小1枚（200g）
塩 …. 小さじ1/5
こしょう …. 少々
レタス …. 3枚
ルッコラ …. 20g
きゅうり …. 1本
オリーブオイル …. 小さじ3
A ┌ 酢 …. 小さじ1
　│ マスタード …. 小さじ1/2
　└ 塩 …. 小さじ1/4
パルメザンチーズ …. 大さじ1

**作り方**

1 高野豆腐は戻して一口大に切る。鶏肉は塩、こしょうをふる。

2 レタスは食べやすくちぎり、ルッコラは3㎝長さに切り、きゅうりは輪切りにして混ぜ合わせる。

3 フライパンにオリーブオイル小さじ1を熱し、中火で高野豆腐の両面をきつね色に焼いて取り出す。残りのオリーブオイルを足して鶏肉の両面をきつね色に焼き、フタをして弱火で10分焼く。粗熱を取って食べやすく切る。

4 器に❷と❸を盛り、混ぜ合わせた**A**をかけ、パルメザンチーズをふる。

豆腐を炒めて水けを飛ばすのがおいしさの秘訣

## 豆腐ごはんのビビンパ

**材料**（2人分）

木綿豆腐…小2パック
牛もも薄切り肉
（一口大に切る）…200g
塩、こしょう…各適量
きゅうり…1本
ごま油…大さじ1
もやし…100g
白菜キムチ…60g

A
- すり白ごま…小さじ2
- にんにくのすりおろし…少々
- しょうゆ…大さじ1 1/3
- ラカントS…小さじ1

**作り方**

1 牛肉は塩、こしょう各少々をふる。きゅうりは縦半分に切り、斜め切りにする。

2 熱したフライパンで豆腐を炒めてくずし、塩少々を加えて器に盛る。

3 ごま油で牛肉を炒め、もやしときゅうりを加えて炒める。❷にキムチとともに盛り、混ぜ合わせたAをかける。

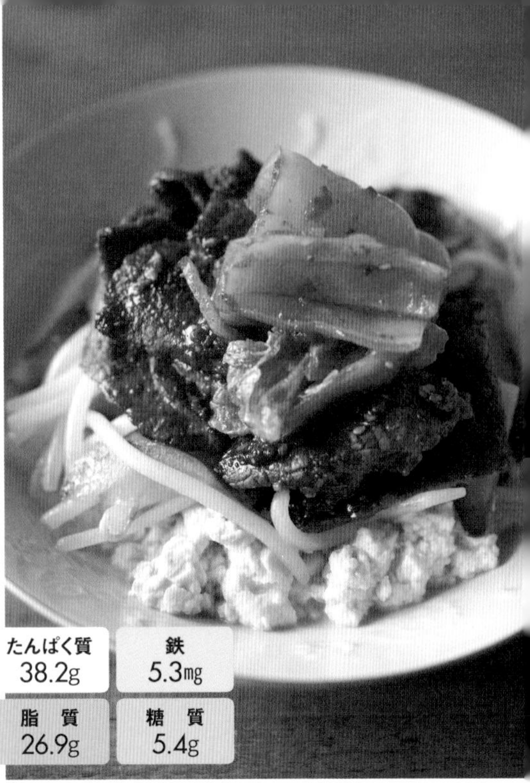

| たんぱく質 | 鉄 |
|---|---|
| 38.2g | 5.3mg |
| **脂質** | **糖質** |
| 26.9g | 5.4g |

豆腐、おから、卵、豚肉でたんぱく質をチャージ

## おからのお好み焼き

**材料**（2人分）

木綿豆腐…小1丁
キャベツ…2枚
長ねぎ…30g
桜えび…大さじ2
オリーブオイル…大さじ1
豚もも薄切り肉…100g

A
- 卵…3個
- おからパウダー…40g
- 塩…小さじ1/4

B
- マヨネーズ、ウスターソース、削りがつお…各適量

**作り方**

1 キャベツは粗いみじん切り、長ねぎは小口切り、桜えびは粗く刻む。

2 ボウルに豆腐を入れてくずし、Aを加えて混ぜ、❶を加えてざっくり混ぜる。

3 フライパンにオリーブオイル半量を熱し、❷の半量を広げ、豚肉半量を広げてのせ、弱めの中火で両面を5分ずつ焼く。残りも同様に焼き、Bをかける。

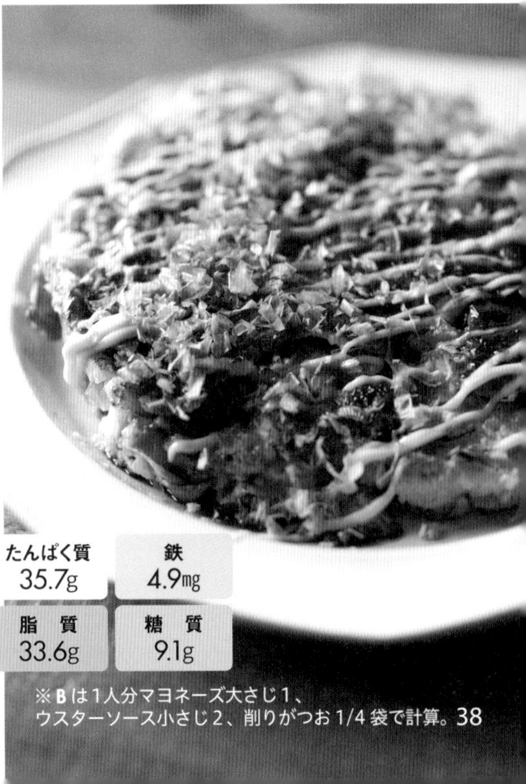

| たんぱく質 | 鉄 |
|---|---|
| 35.7g | 4.9mg |
| **脂質** | **糖質** |
| 33.6g | 9.1g |

※Bは1人分マヨネーズ大さじ1、ウスターソース小さじ2、削りがつお1/4袋で計算。

PART 2

# 1品でたっぷり！
# たんぱく質のメインおかず

体内で一度に消化・吸収できるたんぱく質量は
40g ほどなので、1 日の必要量である 60g は
3 食に分けてとるのが理想的。
ここでは 1 品で 1 食分のたんぱく質が
効率よくとれるレシピを紹介します。

# 焼くだけ！のラクチンおかず

焼くだけ、炒めるだけでたんぱく質、ビタミン、ミネラルを
しっかり補給できるおかずを厳選。低糖質でもボリューム満点なので、
おなかもしっかり満足できて、ごちそう気分が楽しめます。

## 【牛　肉】

ビーフステーキはたんぱく質と鉄の宝庫！

### ビーフステーキ
### ガーリックバターソース

| たんぱく質 | 鉄 | 脂質 | 糖質 |
| --- | --- | --- | --- |
| 42.4g | 3.0mg | 25.5g | 2.7g |

**材料**（２人分）

牛ももステーキ用肉 ···· 200ｇ×２枚
塩 ···· 小さじ1/3
こしょう ···· 少々
にんにく ···· 1/2かけ
オリーブオイル　小さじ２
酒 ···· 大さじ１
A［しょうゆ ···· 大さじ１ 1/3
　 バター ···· 小さじ２
クレソン ···· ６本
レモンのくし形切り
　···· ２切れ

**作り方**

1 牛肉は室温に30分ほどおいてから塩、こしょうをふる。にんにくは薄切りにする。

2 フライパンを熱し、オリーブオイル、にんにくを入れて中火で炒め、香りが立ったらにんにくを取り出す。

3 牛肉を入れ、強火で30秒焼いて裏返し、さらに30秒焼く。同様に２回くり返し、弱火にして１分、裏返してさらに１分焼く。取り出してアルミ箔で包み、10分ほど休ませる。

4 ❸のフライパンをそのまま中火にかけ、酒を入れて煮立て、**A**を加えて火を止め、余熱で溶かす。

5 器にアルミ箔を除いた❸とクレソン、レモンを盛り、❹をかける。

**POINT**

焼きたてをアルミ箔で包み、余熱で火を通す。柔らかく仕上がるうえ、休ませることで肉汁が落ち着いてジューシーになる。

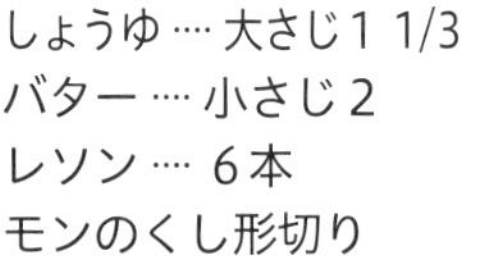

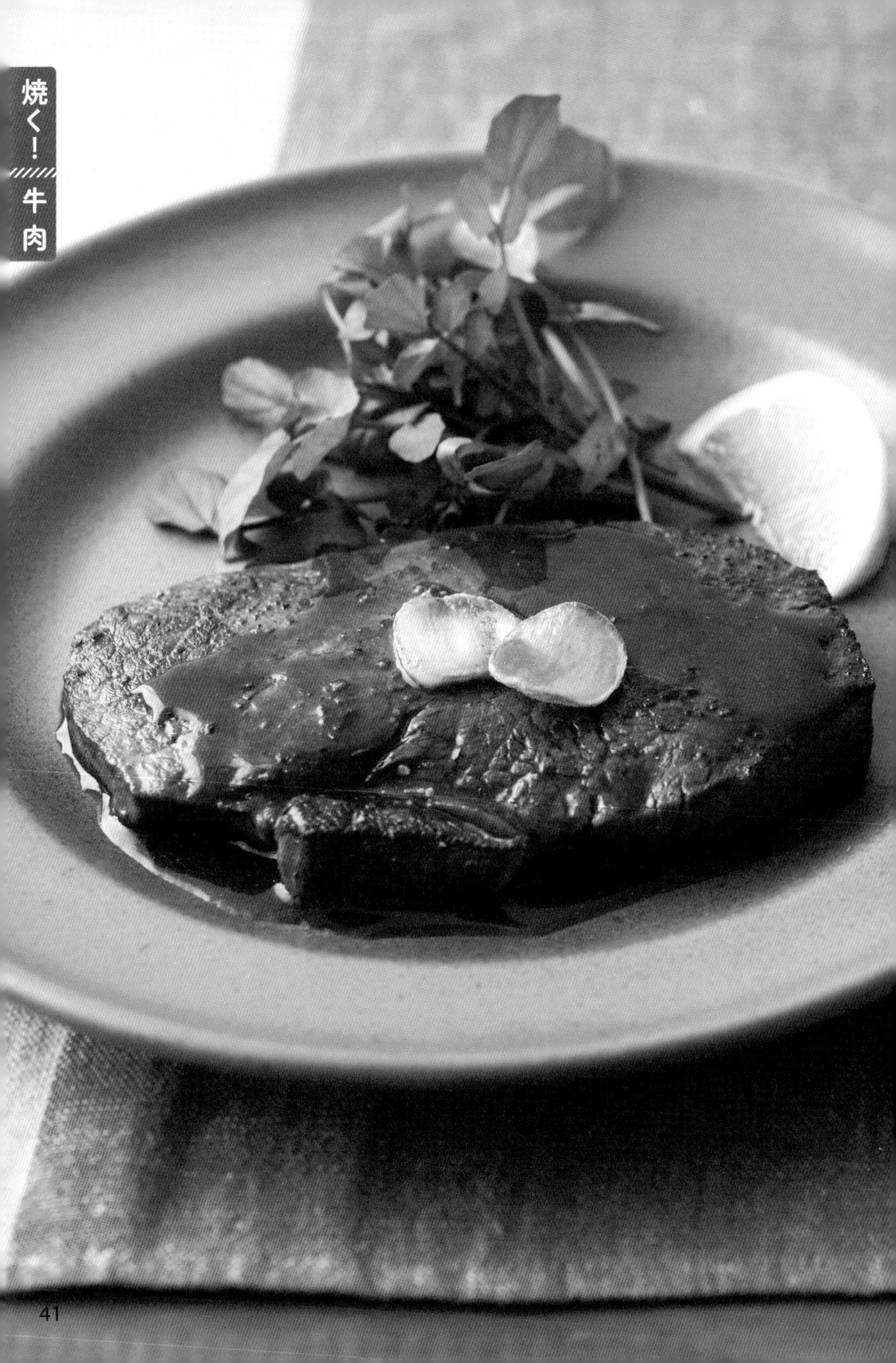

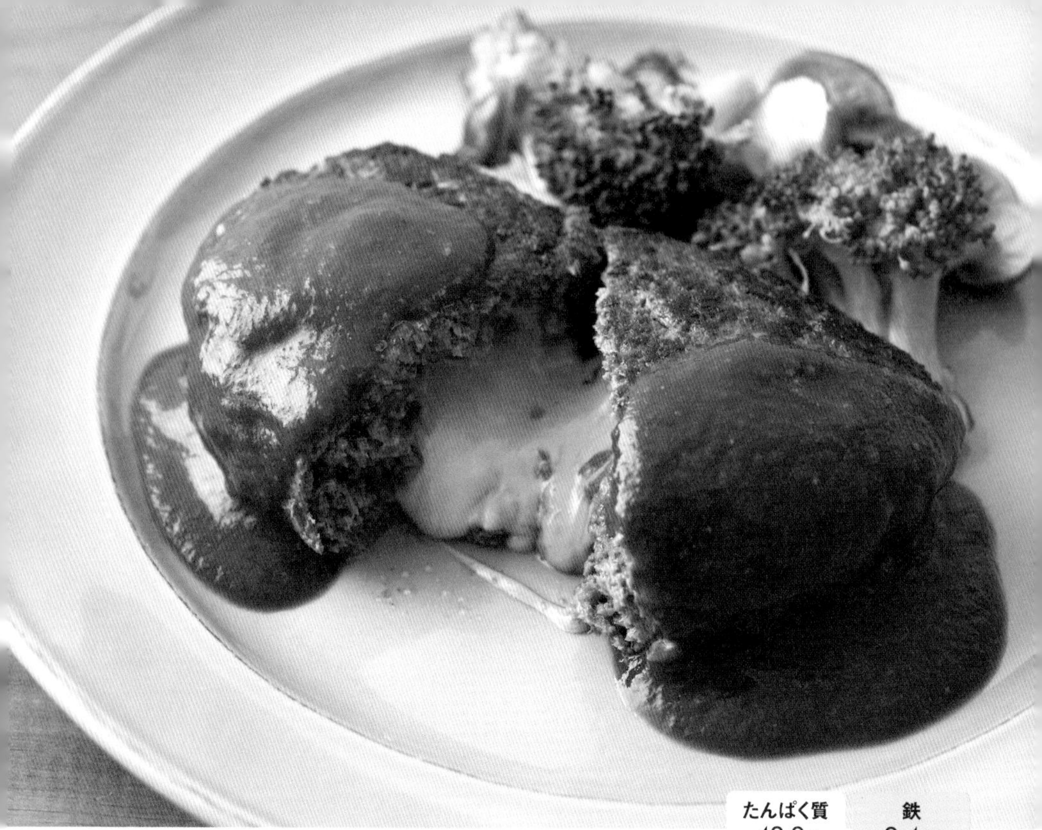

| たんぱく質 | 鉄 |
| --- | --- |
| 43.8g | 3.4mg |
| 脂　質 | 糖　質 |
| 35g | 7.0g |

とろけるチーズでコクもたんぱく質もアップ

# チーズインハンバーグ

**材料**（2人分）

牛赤身ひき肉 …. 300 g
玉ねぎ …. 1/4個
バター …. 小さじ2

A
- 溶き卵 …. 1/2個分
- 塩 …. 小さじ1/4
- こしょう、ナツメグ …. 各少々

スライスチーズ …. 60 g
オリーブオイル …. 小さじ2
ブロッコリー …. 80 g
しめじ …. 1/2パック
赤ワイン …. 大さじ1

B
- トマトピューレ …. 大さじ4
- バター …. 小さじ2
- しょうゆ …. 小さじ1
- こしょう …. 少々

**作り方**

1 玉ねぎはみじん切りにする。ブロッコリー、しめじは小房に分ける。

2 耐熱皿に玉ねぎ、バターを入れ、ラップをしないで1分30秒加熱し、混ぜて冷ます。

3 ボウルにひき肉、**A**を入れて粘りが出るまで混ぜ、❷を加えて混ぜる。2等分して楕円形に広げ、中央に折りたたんだチーズを半量ずつのせて包み、空気を抜く。

4 フライパンにオリーブオイルを熱して❸を入れ、フタをして中火で2分焼き、弱火で5分焼く。裏返して中火で2分焼き、空いている所に、ブロッコリー、しめじを入れ、フタをして弱火で5分焼く。器に盛る。

5 ❹のそのままのフライパンにワインを入れて中火で煮立て、**B**を加えて再び煮立て、ハンバーグにかける。

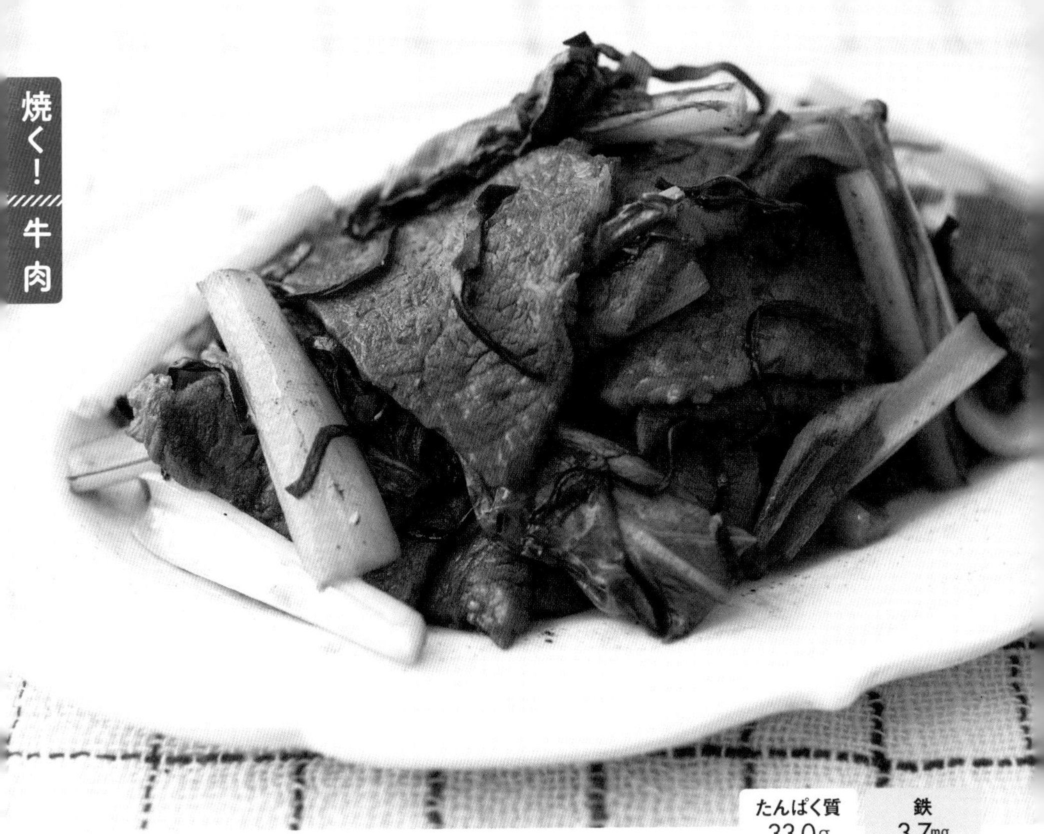

| たんぱく質 | 鉄 |
|---|---|
| 33.0g | 3.7mg |
| **脂質** | **糖質** |
| 21.0g | 3.3g |

鉄分豊富な小松菜をプラス。塩昆布のうま味が絶品

# 牛肉と小松菜の塩昆布炒め

**材料**（2人分）

牛赤身焼き肉用 …… 300g

A［しょうゆ …… 小さじ2
　 塩、こしょう …… 各少々

小松菜 …… 100g

長ねぎ …… 1/4本

ごま油 …… 大さじ1

B［塩昆布 …… 10g
　 塩 …… 少々

**作り方**

1 牛肉は一口大に切り、**A**をからめる。小松菜は4cm長さに切る。長ねぎは縦半分に切り、さらに斜め切りにする。

2 フライパンにごま油半量を熱し、中火で小松菜をさっと炒めて取り出す。残りのごま油を入れ、牛肉を入れて両面を焼き、長ねぎを加えて香りが出るまで炒める。小松菜を戻し入れ、**B**を加えて炒め合わせる。

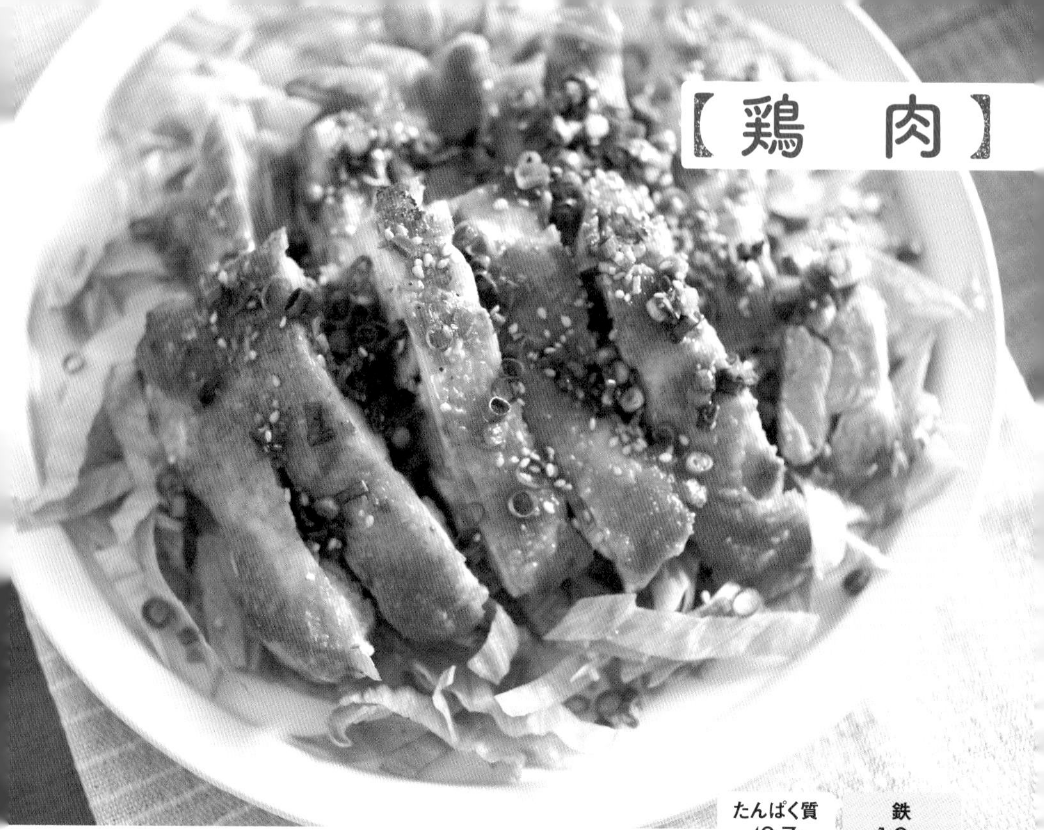

| たんぱく質 | 鉄 |
|---|---|
| 42.7g | 1.9mg |
| 脂 質 | 糖 質 |
| 39.7g | 1.7g |

揚げる手間がいらない、ラクチン油淋鶏風おかず

# 鶏肉のカリカリ焼き ねぎソースかけ

**材料**（２人分）

鶏もも肉 ···· ２枚（500ｇ）
塩 ···· 小さじ1/4
こしょう ···· 少々
オリーブオイル ···· 小さじ１

A
- 万能ねぎの小口切り ···· ５本分
- しょうがのみじん切り ···· 1/2かけ分
- しょうゆ ···· 大さじ１
- 酢 ···· 小さじ１
- ごま油 ···· 小さじ１

レタス（千切り） ···· ２枚
いり白ごま ···· 少々

**作り方**

1 鶏肉は包丁で開いて厚みを均一にし、塩、こしょうをふる。

2 フライパンにオリーブオイルを熱し、鶏肉を皮を下にして入れ、中火で4～5分焼き、弱火にして7～8分焼く。裏返して同様に焼き、取り出して粗熱を取ってから食べやすく切る。

3 器にレタスを敷いて❷を盛り、混ぜ合わせた**A**をかけ、ごまを散らす。

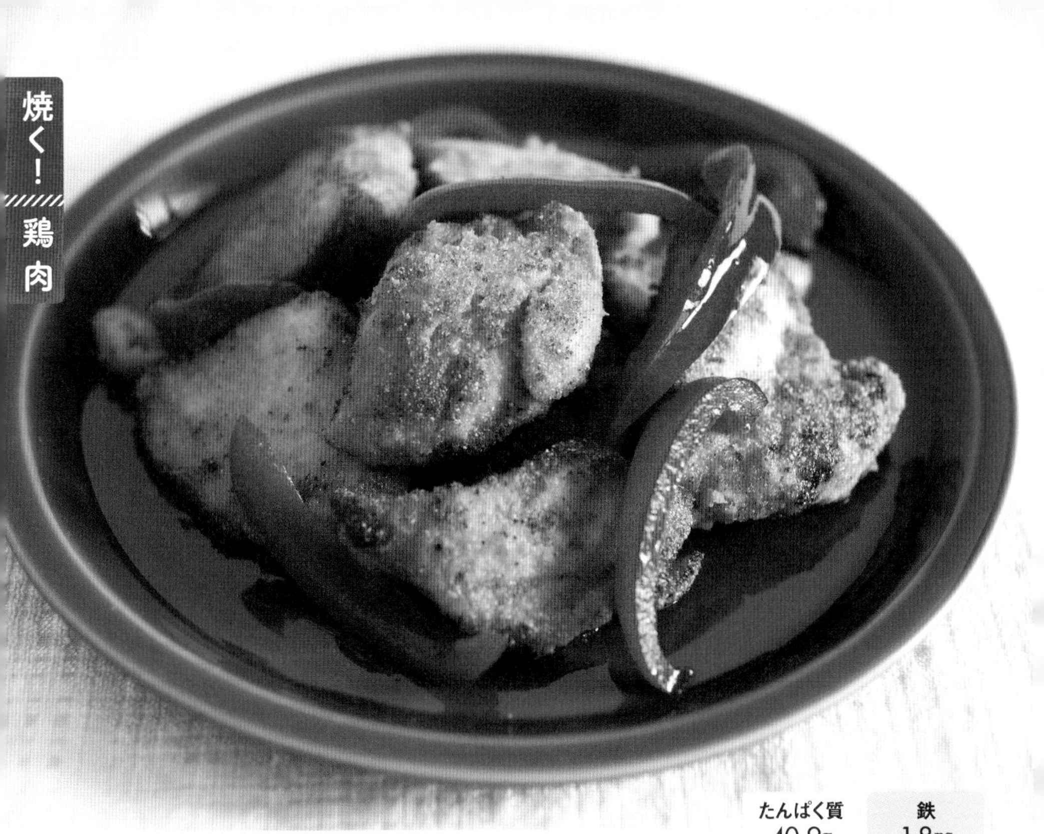

| たんぱく質 | 鉄 |
| --- | --- |
| 40.9g | 1.8mg |
| 脂　質 | 糖　質 |
| 21.1g | 2.7g |

小麦粉の代わりに、おからと粉チーズの衣で糖質ダウン！

# 粉なしから揚げ

**材料**（2人分）

鶏むね肉 …. 大1枚（300g）

A
- しょうゆ …. 小さじ2
- 塩 …. 小さじ1/5
- ラカントS …. 小さじ1/2
- にんにく、しょうがの各すりおろし …. 各少々
- こしょう …. 少々

パプリカ（赤）…. 1/4個

B
- おからパウダー …. 大さじ3
- パルメザンチーズ …. 大さじ1/2

オリーブオイル …. 適量

**作り方**

1 鶏肉はそぎ切りにし、**A**をからめて20分おく。パプリカは細切りにする。

2 バットに**B**を合わせ、鶏肉にまぶす。

3 フライパンにオリーブオイルを1cm深さほど入れて熱し、❷の両面を揚げ焼きにして取り出す。続けてパプリカをさっと揚げる。器に盛り合わせる。

*MEMO*

おからパウダーは豆腐や豆乳を作る過程でできるおからを乾燥させたもの。食物繊維、たんぱく質が豊富。

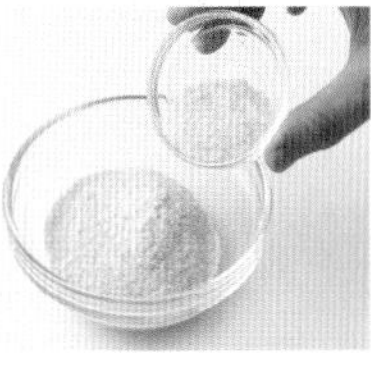

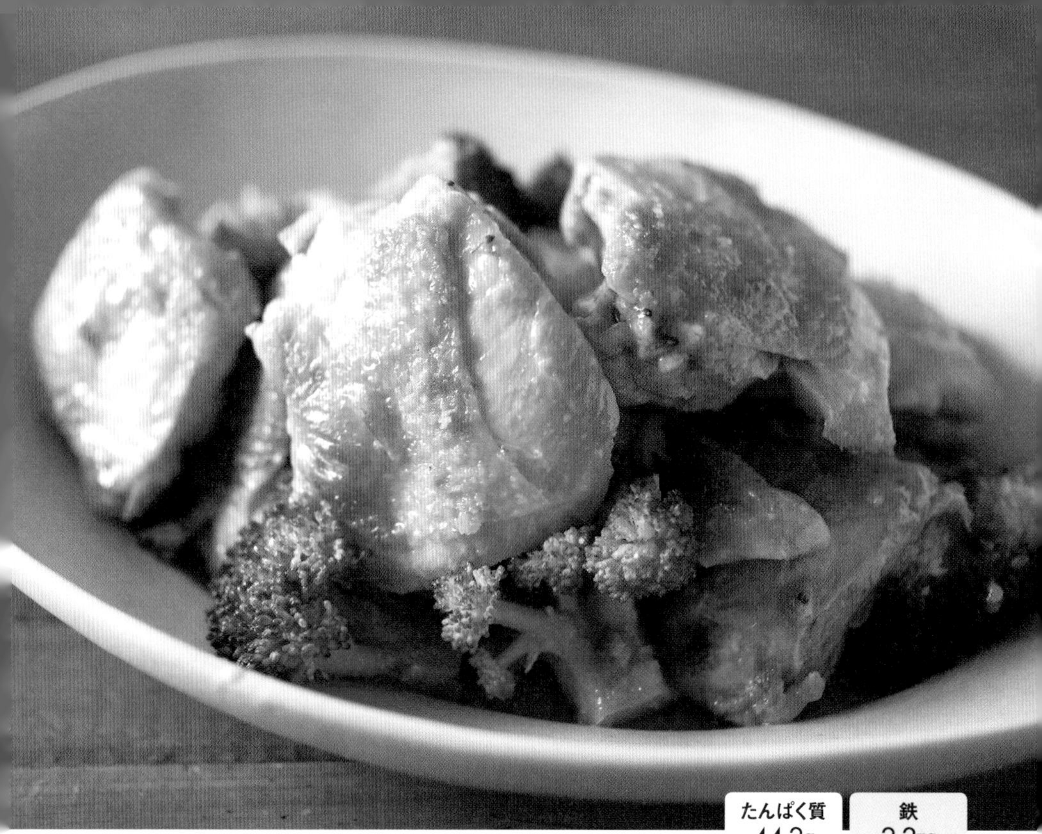

| たんぱく質 | 鉄 |
| --- | --- |
| 44.2g | 2.2mg |
| 脂　質 | 糖　質 |
| 39.8g | 1.1g |

味つけはゆずこしょうにおまかせだから、失敗なし

# 鶏肉とブロッコリーの ゆずこしょう風味焼き

**材料**（2人分）

鶏もも肉 …. 2枚（500ｇ）
塩 …. 小さじ1/2
ブロッコリー …. 100ｇ
オリーブオイル …. 小さじ2
A［ゆずこしょう …. 小さじ1/2
　　酒 …. 小さじ2

**作り方**

1 鶏肉は一口大に切って塩をまぶす。ブロッコリーは小房に分ける。

2 フライパンにオリーブオイルを熱し、鶏肉を皮を下にして入れ、中火できつね色になるまで焼いて裏返す。空いている所にブロッコリーを入れ、フタをして弱火で5分蒸し焼きにし、混ぜ合わせた**A**を回し入れ、フタをして2分蒸し焼きにする。

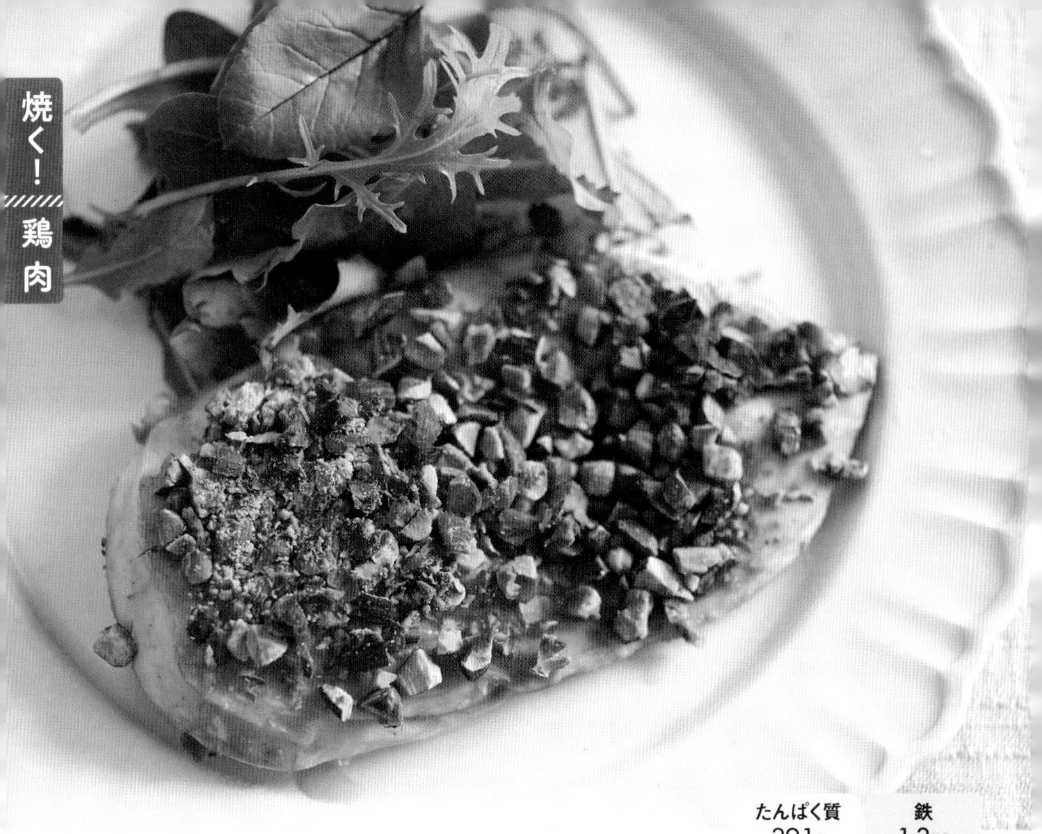

| たんぱく質 | 鉄 |
| --- | --- |
| 39.1g | 1.3mg |
| 脂質 | 糖質 |
| 17.7g | 1.2g |

ビタミンEが豊富なアーモンドが香ばしいアクセント

# 鶏肉のアーモンド焼き

**材料**（2人分）

鶏むね肉（皮なし）
…. 大1枚（300 g）

A［ウスターソース …. 小さじ1
　 塩 …. 小さじ1/3強

ローストアーモンド（無塩）
…. 40 g

オリーブオイル …. 小さじ2

ミックスリーフ …. 適量

**作り方**

1 鶏肉は厚みを半分に切り、**A**をからめる。

2 アーモンドはポリ袋に入れ、袋の上からめん棒などで粗く叩き割る。

3 オーブントースターの天板にアルミ箔を敷いてオリーブオイル（分量外）を薄く塗り、❶をのせ、上に❷を散らし、鶏肉全体にオリーブオイルをかける。オーブントースターで10分焼く。途中、焦げてきたら、アルミ箔をかぶせる。

4 器に❸を盛り、ミックスリーフを添える。

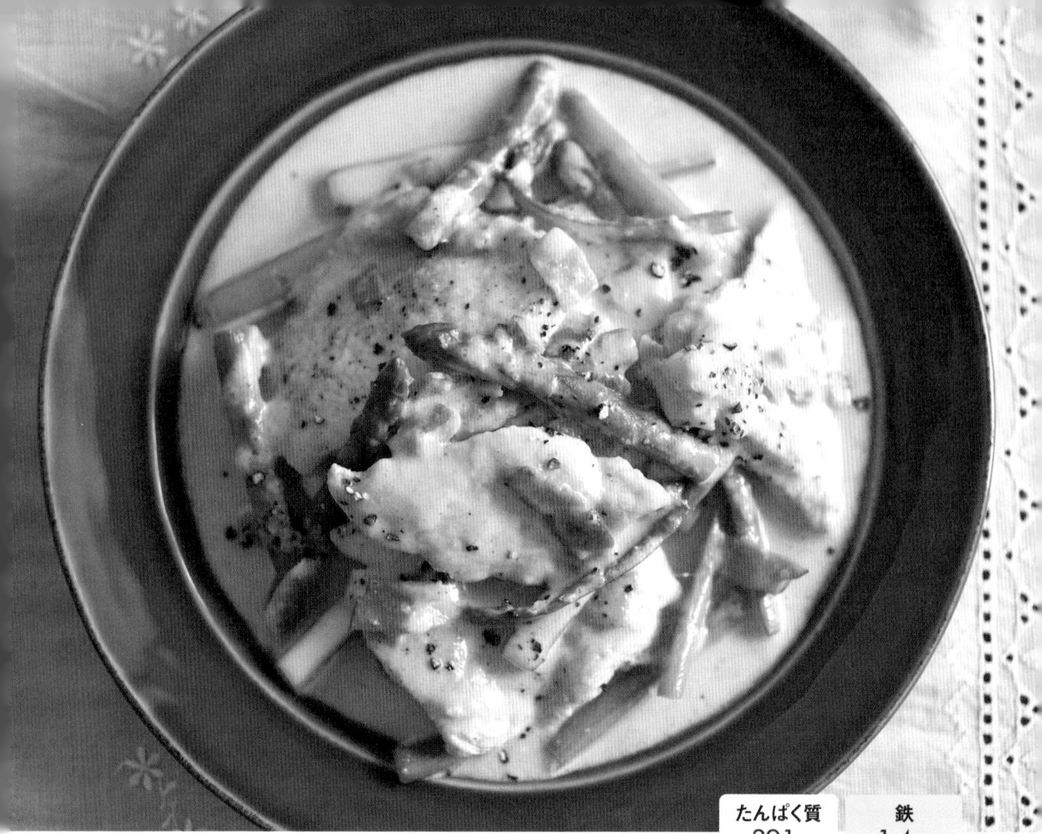

| たんぱく質 | 鉄 |
| --- | --- |
| 39.1g | 1.4mg |
| 脂　質 | 糖　質 |
| 22.1g | 2.6g |

ソースは余熱で火を通すのが、クリーミーに仕上げるコツ

# 鶏肉とアスパラガスのカルボナーラ炒め

**材料**（2人分）

鶏むね肉 …. 大1枚（300ｇ）
塩 …. 小さじ1/3
こしょう …. 少々
グリーンアスパラガス …. 4本
ベーコン …. 1枚
にんにくの薄切り…1/2かけ分
バター …. 大さじ1
A
- 卵 …. 1個
- 生クリーム …. 1/4カップ
- パルメザンチーズ …. 大さじ1
- 塩 …. 小さじ1/6
- こしょう …. 少々

粗びき黒こしょう …. 適量

**作り方**

1 鶏肉は大きめの薄切りにし、塩、こしょうをふる。アスパラガスは縦半分に切り、さらに5cm長さに切る。ベーコンは短冊切りにする。

2 フライパンにバターを中火で溶かし、鶏肉を入れて両面を焼き、火が通ったら、にんにく、ベーコン、アスパラガスを加えて中火で炒める。

3 火を止めて混ぜ合わせた**A**を加えて余熱でとろりとするまで混ぜる。

4 器に盛り、粗びき黒こしょうをふる。

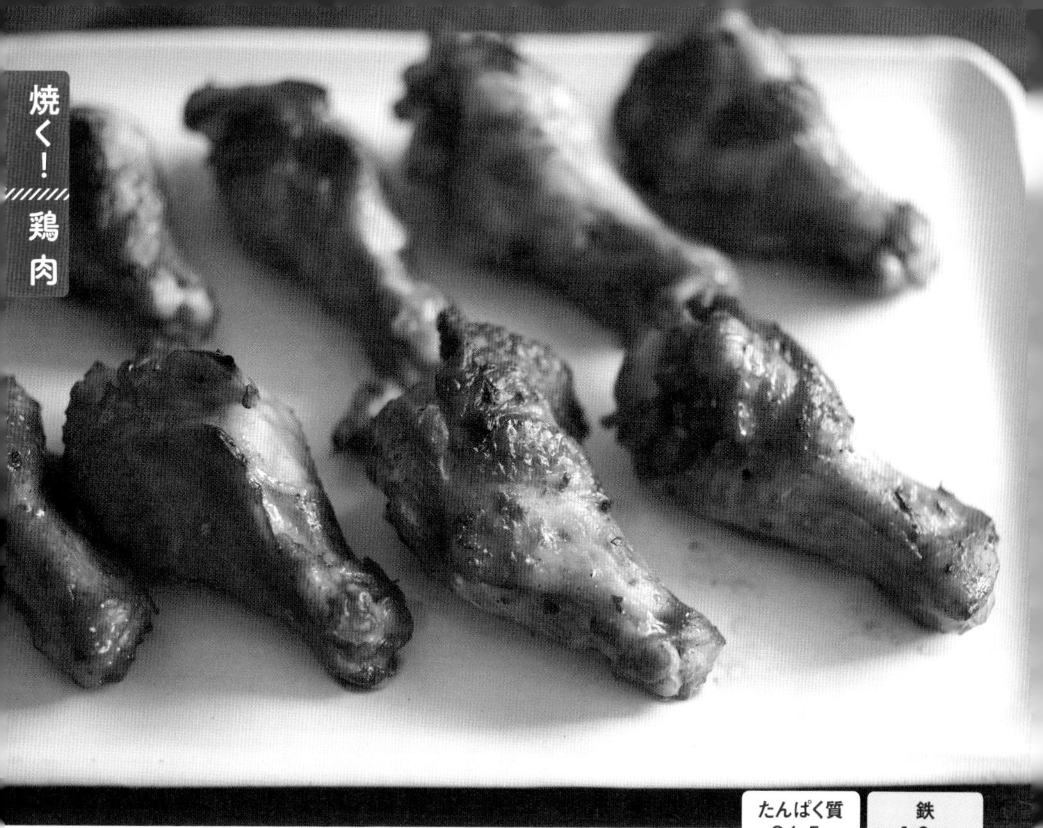

| たんぱく質 | 鉄 |
| --- | --- |
| 26.5g | 1.0mg |
| **脂質** | **糖質** |
| 20.0g | 1.6g |

香り豊かでパンチが効いたクセになる味

# 手羽元の中華焼き

**材料**（2人分）

鶏手羽元 …… 8本
塩 …… 小さじ1/5
こしょう …… 少々
A
- 長ねぎのみじん切り …… 2cm分
- しょうゆ …… 大さじ1
- オイスターソース …… 小さじ1
- ごま油 …… 小さじ1
- 豆板醤 …… 小さじ1/2

**作り方**

1 手羽元はフォーク等で全面に穴をあけ、塩、こしょうをふる。ポリ袋に入れ、**A**を加えて袋の上から軽くもみ、空気を抜いて口を閉じて室温に1時間おく。

2 オーブンの天板にクッキングシートを敷いて❶を並べ、220℃のオーブンで20分焼く。
※オーブントースターを使用する場合はアルミ箔を敷き、同様に20分焼く。

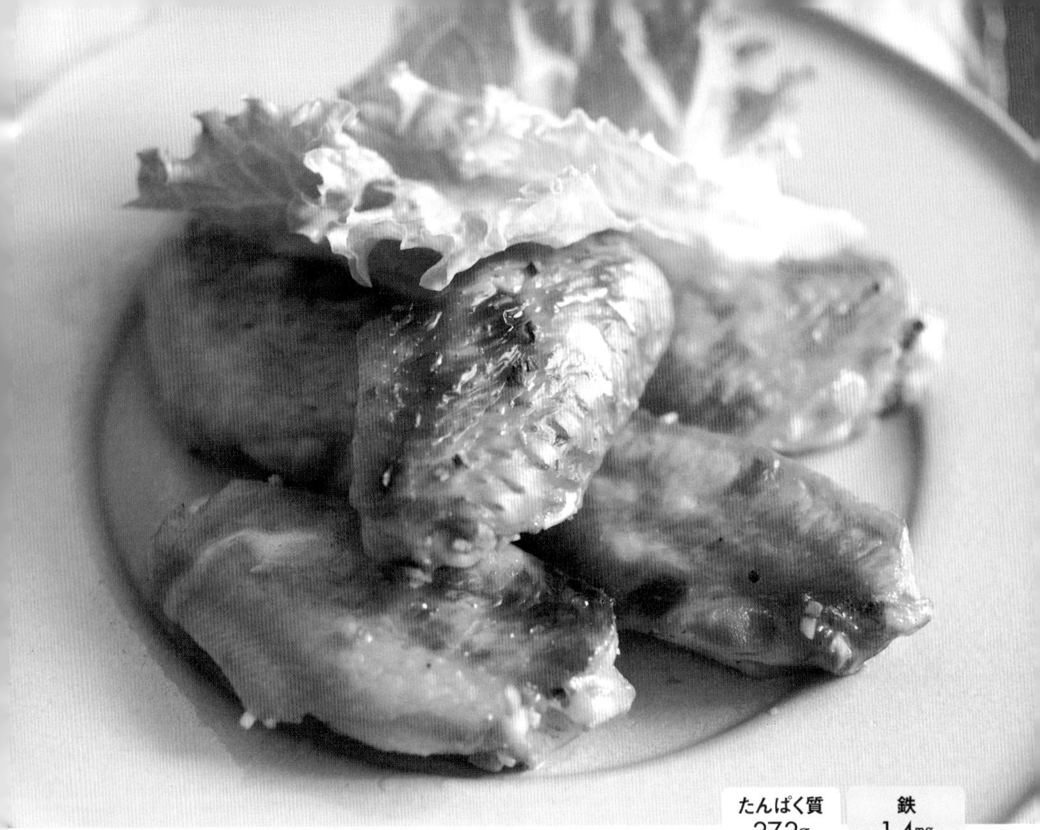

| たんぱく質 | 鉄 |
| --- | --- |
| 27.2g | 1.4mg |
| 脂 質 | 糖 質 |
| 24.4g | 1.6g |

ほんのり甘味づけは、はちみつの自然な甘味で！

# 手羽中のにんにくしょうゆ焼き

**材料**（2人分）

鶏手羽中 …. 10本
塩 …. 小さじ1/3
こしょう …. 少々
A ┌ にんにくの粗みじん切り …. 1/2かけ分
　│ しょうゆ …. 小さじ2
　└ ラカントS …. 小さじ1/2
プリーツレタス …. 2枚

**作り方**

1 手羽中は骨に沿って切れ目を入れ、塩、こしょうをふる。ポリ袋に入れ、**A**を加えて袋の上から軽くもみ、空気を抜いて口を閉じて室温に1時間おく。

2 オーブンの天板にクッキングシートを敷いて❶を並べ、220°Cのオーブンで20分焼く。器に盛り、プリーツレタスを添える。
※オーブントースターを使用する場合はアルミ箔を敷き、同様に20分焼く。

*MEMO*

鶏手羽中は鶏手羽先のくの字に曲がった関節から先の先端部分を切り落としたもの。先端部分に肉はあまりないがコラーゲンと脂質が豊富。好みで手羽先で代用してもよい。

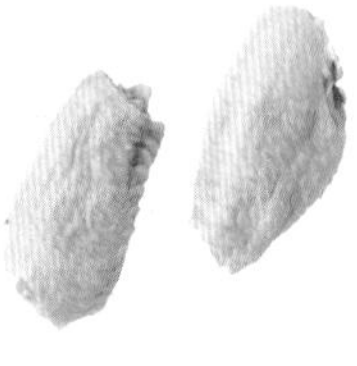

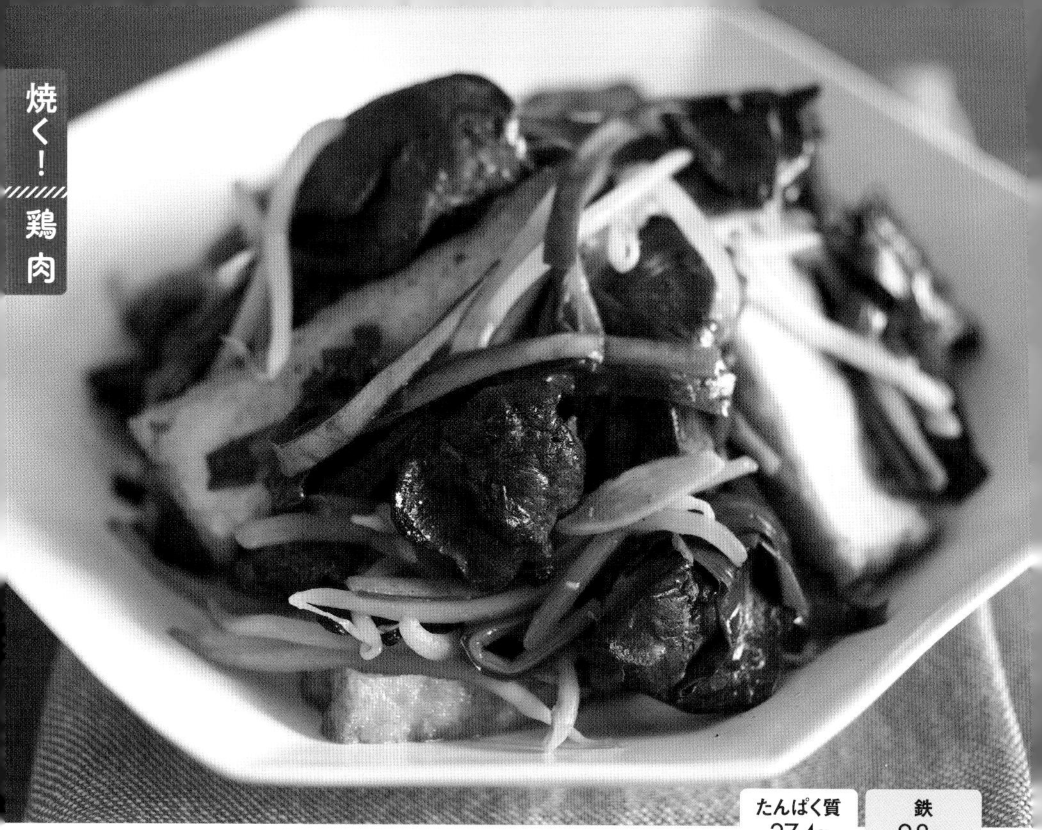

| たんぱく質 | 鉄 |
| --- | --- |
| 27.4g | 9.8mg |
| 脂質 | 糖質 |
| 19.6g | 6.1g |

焼き鳥のレバーを使って、下処理をカット

# レバにら炒め

**材料**（２人分）

焼き鳥のレバー（たれ）…… ４本
にら …… １束
厚揚げ …… １枚
しょうゆ …… 小さじ１
ごま油 …… 大さじ１
もやし …… 200g
にんにくの薄切り …… ２枚
**A**
しょうゆ …… 小さじ１
オイスターソース …… 小さじ１
塩 …… 小さじ1/6
こしょう …… 少々

**作り方**

1. レバーは串を除く。にらは４cm長さに切る。厚揚げは８mm厚さに切り、しょうゆをからめる。
2. フライパンにごま油を熱し、厚揚げを中火で両面焼き、もやし、にんにくを加えて炒める。レバー、**A**、にらを加えて炒め合わせる。

*MEMO*

鶏肉のレバーはたんぱく質、鉄が豊富。下処理がいらない焼き鳥は積極的に利用して。ボリュームがさびしいときは、厚揚げなどたんぱく質食材をプラスしてかさ増しを。

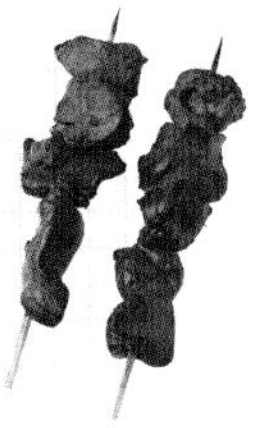

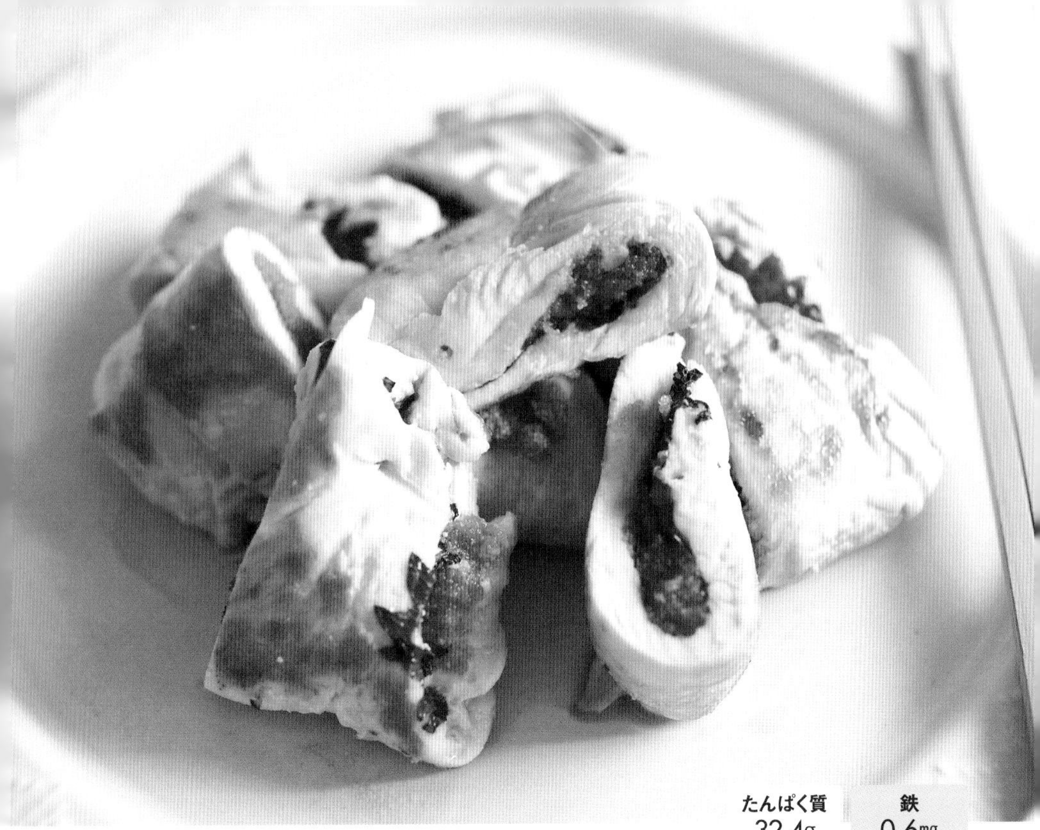

| たんぱく質 | 鉄 |
|---|---|
| 32.4g | 0.6mg |
| 脂　質 | 糖　質 |
| 9.4g | 1.3g |

溶け出るバターでささ身もしっとり

# 鶏ささ身の明太バター焼き

**材料**（２人分）

鶏ささ身 …. ４本
塩 …. 少々
辛子明太子 …. 80ｇ
青じそ …. ４枚
バター …. 小さじ２
オリーブオイル …. 小さじ２

**作り方**

1 ささ身は筋を除いて厚みに切れ目を入れてひらき、塩をふる。明太子は薄皮を除いてほぐす。

2 ささ身は横長に置いて左半分に青じそを１枚ずつのせ、右側に明太子を1/4量ずつ広げ、バター1/4量ずつをのせて半分にたたみ、楊枝で留める。計４個作る。

3 フライパンにオリーブオイルを熱し、❷を並べて弱めの中火で4分焼き、裏返してフタをして同様に焼く。

4 楊枝を除いて半分に切り、器に盛る。

**POINT**

青じそ、明太子、バターをのせたら真ん中から半分にたたみ、端を楊枝で留める。

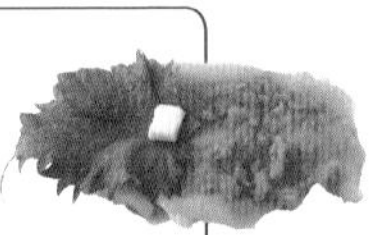

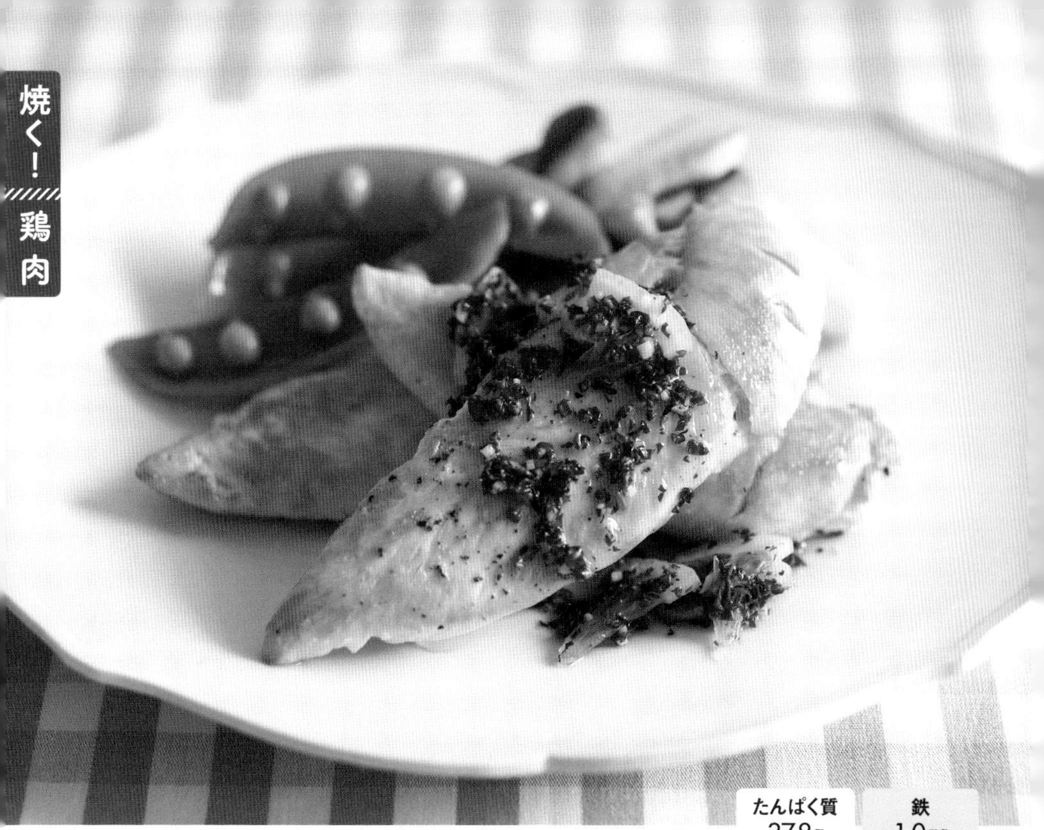

| たんぱく質 | 鉄 |
| --- | --- |
| 37.8g | 1.0mg |
| 脂質 | 糖質 |
| 17.4g | 4.1g |

きのこの食感とパセリソースが新鮮

# 鶏ささ身のソテー　パセリソース

**材料**（2人分）

鶏ささ身 …. 6本
塩 …. 小さじ1/3
こしょう …. 少々
スナップエンドウ …. 60 g
エリンギ …. 1本
オリーブオイル …. 小さじ2

A
- パセリのみじん切り …. 大さじ1
- レモンのいちょう切り …. 輪切り2枚分
- にんにくのみじん切り …. 1/4かけ分
- オリーブオイル …. 大さじ2
- 塩 …. 小さじ1/5
- こしょう …. 少々

**作り方**

1 ささ身は塩、こしょうをふる。スナップエンドウは縦半分に割る。エリンギは、軸は輪切り、かさはくし形切りにする。

2 フライパンにオリーブオイルを熱し、中火でささ身をきつね色に焼いて裏返し、空いている所にスナップエンドウ、エリンギを入れ、フタをして弱火で4〜5分、ささ身とともに蒸し焼きにする。

3 器に❷を盛り、混ぜ合わせたAをかける。

【豚　肉】

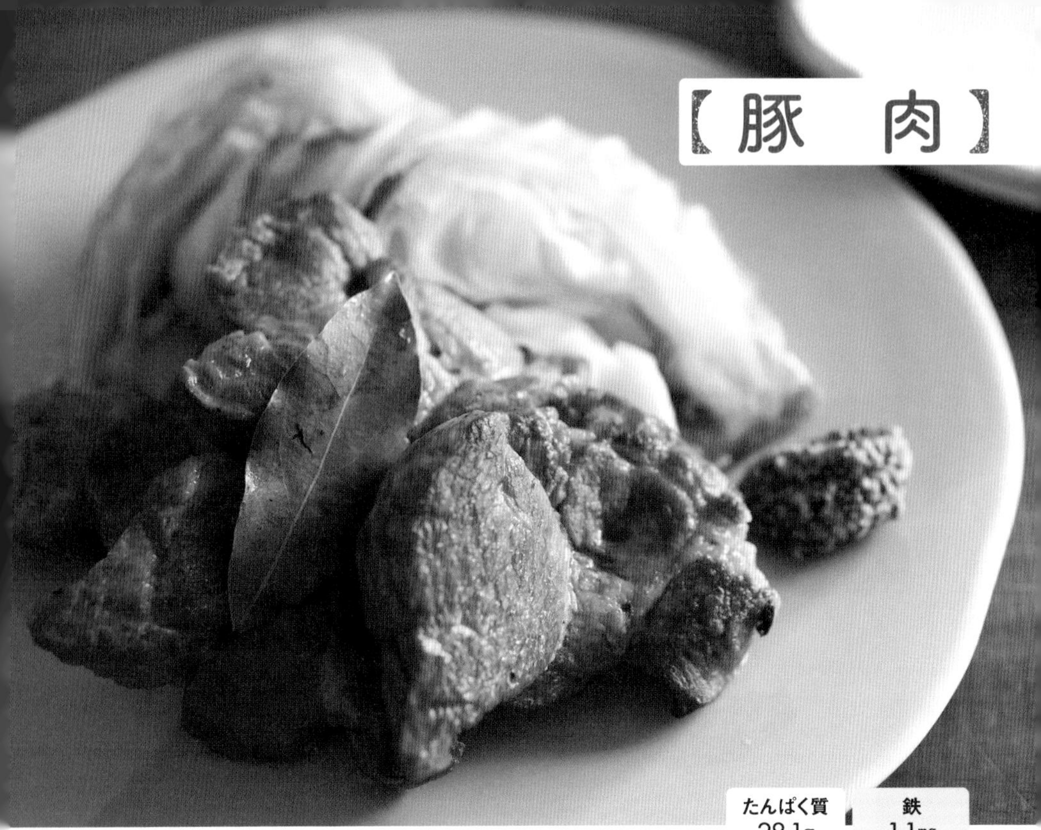

| たんぱく質 | 鉄 |
|---|---|
| 28.1g | 1.1mg |
| 脂　質 | 糖　質 |
| 26.8g | 3.9g |

フライパンでふっくらジューシーな焼き上がり

# 蒸し焼きローストポーク

**材料**（2人分）

豚肩ロースかたまり肉 …… 300g
塩 …… 小さじ1/2
こしょう …… 少々
キャベツ …… 1/5個（160g）
オリーブオイル …… 小さじ1
A［ローリエ …… 1枚
　 タイム（あれば） …… 1枚
粒マスタード …… 適量

**作り方**

1 豚肉は4等分に切って塩、こしょうをふる。キャベツは縦半分のくし形切りにする。

2 フライパンにオリーブオイルを熱し、❶を入れて中火で両面を焼く。Aを加えてフタをして、弱火で10分蒸し焼きにする。

3 器に❷を盛り、粒マスタードを添える。

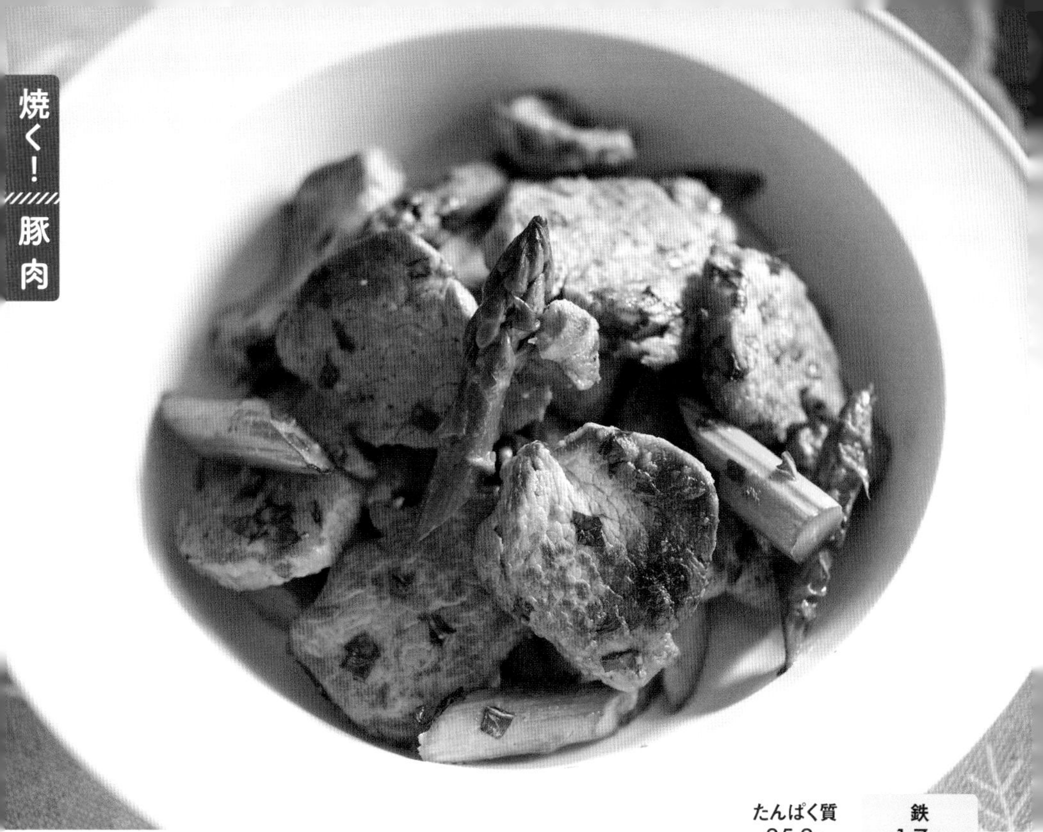

| たんぱく質 | 鉄 |
| --- | --- |
| 35.3g | 1.7mg |
| 脂　質 | 糖　質 |
| 12.3g | 1.4g |

チーズとバジルのイタリアンテイスト

# 豚肉とアスパラガスのバジル炒め

**材料**（２人分）

豚ヒレかたまり肉 …… 300ｇ
塩 …… 小さじ1/5
こしょう …… 少々
グリーンアスパラガス …… ４本
オリーブオイル …… 小さじ3
A
- バジルの葉の粗みじん切り …… １枝分
- パルメザンチーズ …… 小さじ２
- 塩 …… 小さじ1/6
- こしょう …… 少々

**作り方**

1 豚肉は８㎜厚さに切って塩、こしょうをふる。アスパラガスは３㎝長さの斜め切りにする。

2 フライパンにオリーブオイル小さじ１を熱し、アスパラガスを中火でさっと炒めて取り出す。残りのオリーブオイルを足して豚肉を入れ、両面を焼く。火が通ったらアスパラガスを戻し入れ、**A**を加え炒め合わせる。

*MEMO*

塩ベースのシンプルな味つけは低糖質ですが、飽きてしまいがち。バジルなどのハーブをプラスするとおいしく楽しめます。

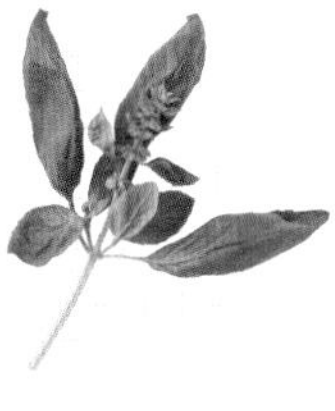

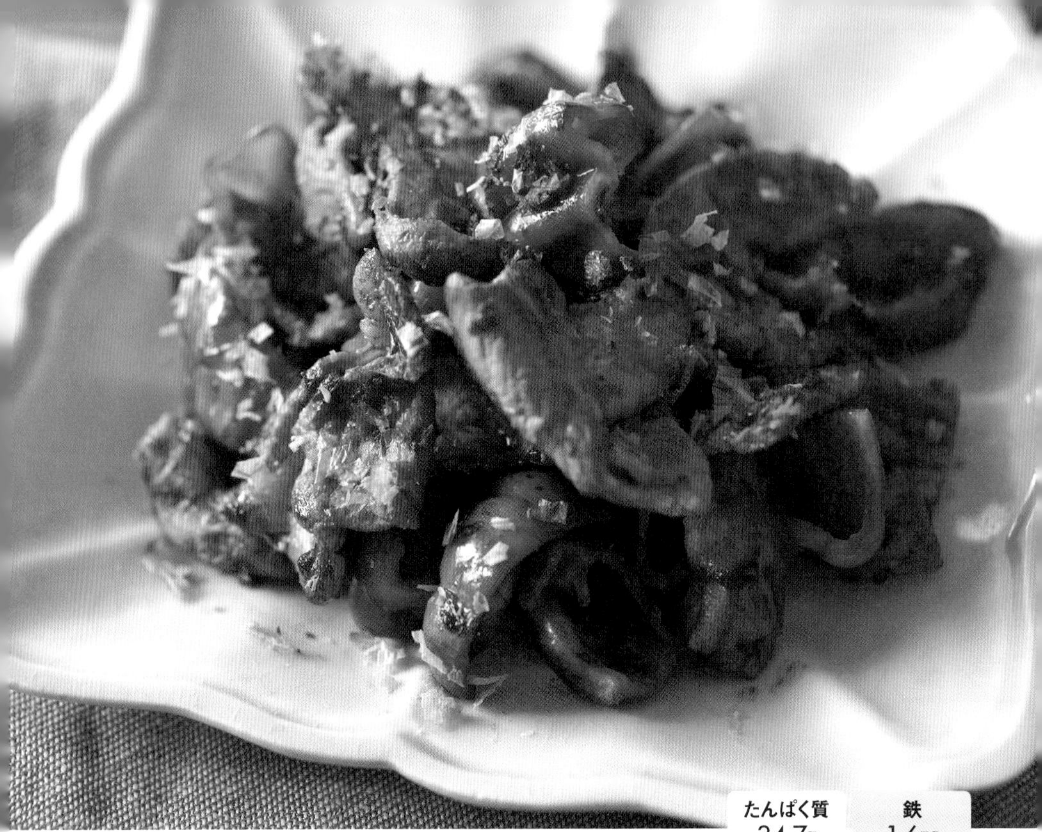

| | |
|---|---|
| たんぱく質<br>34.7g | 鉄<br>1.6mg |
| 脂　質<br>15.2g | 糖　質<br>2.8g |

焼きそば風の味つけが食欲を刺激する

# 豚肉とピーマンのおかかソース炒め

**材料**（２人分）

豚もも薄切り肉 …. 300 g
塩 …. 小さじ1/5
こしょう …. 少々
ピーマン …. 3個
オリーブオイル …. 大さじ１
A
- しょうゆ …. 小さじ２
- ウスターソース …. 小さじ１
- 削りがつお …. １袋（４ g）

**作り方**

1 豚肉は一口大に切って塩、こしょうをふる。ピーマンは乱切りにする。

2 フライパンにオリーブオイルを熱し、豚肉を広げながら入れて中火で両面を焼く。ピーマンを加えて炒め、**A**を加え炒め合わせる。

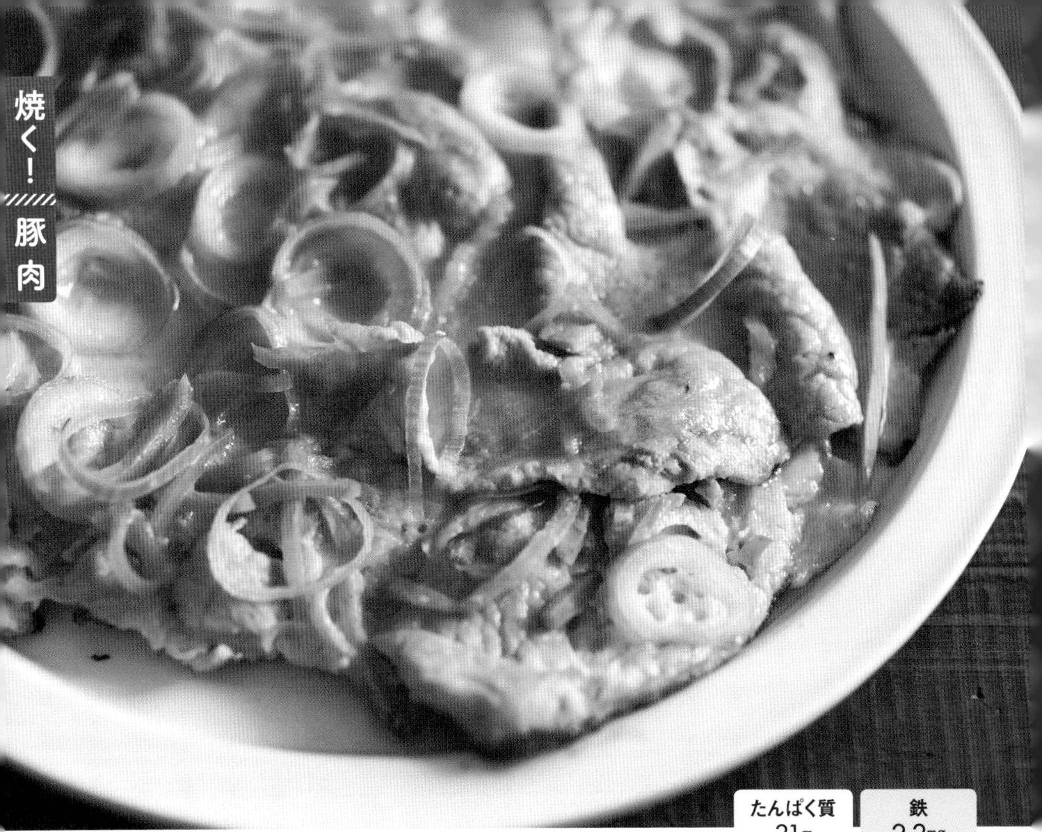

| たんぱく質 | 鉄 |
| --- | --- |
| 31g | 2.2mg |
| **脂質** | **糖質** |
| 17.8g | 1.5g |

豚肉と卵のたんぱく質たっぷりな一品

# 豚玉焼き

**材料**（２人分）

豚もも薄切り肉 …. 200 g
塩 …. 小さじ1/6
こしょう …. 少々
長ねぎ …. 1/3本
紅しょうが …. 20 g
A［卵 …. ３個
　 塩 …. 少々
オリーブオイル …. 小さじ２
しょうゆ（好みで）…. 適量

**作り方**

1 豚肉は４～５㎝幅に切って塩、こしょうをふる。長ねぎは小口切り、紅しょうがはざく切りにする。**A**は溶き混ぜる。

2 小さめのフライパンにオリーブオイル小さじ１を熱し、豚肉半量を広げて両面を焼く。溶き卵半量を流し入れ、長ねぎ、紅しょうがを半量ずつ全体に散らし、フタをして弱火で卵が固まるまで焼く。残りも同様に焼く。

3 器に❷を盛り、好みでしょうゆをかける。

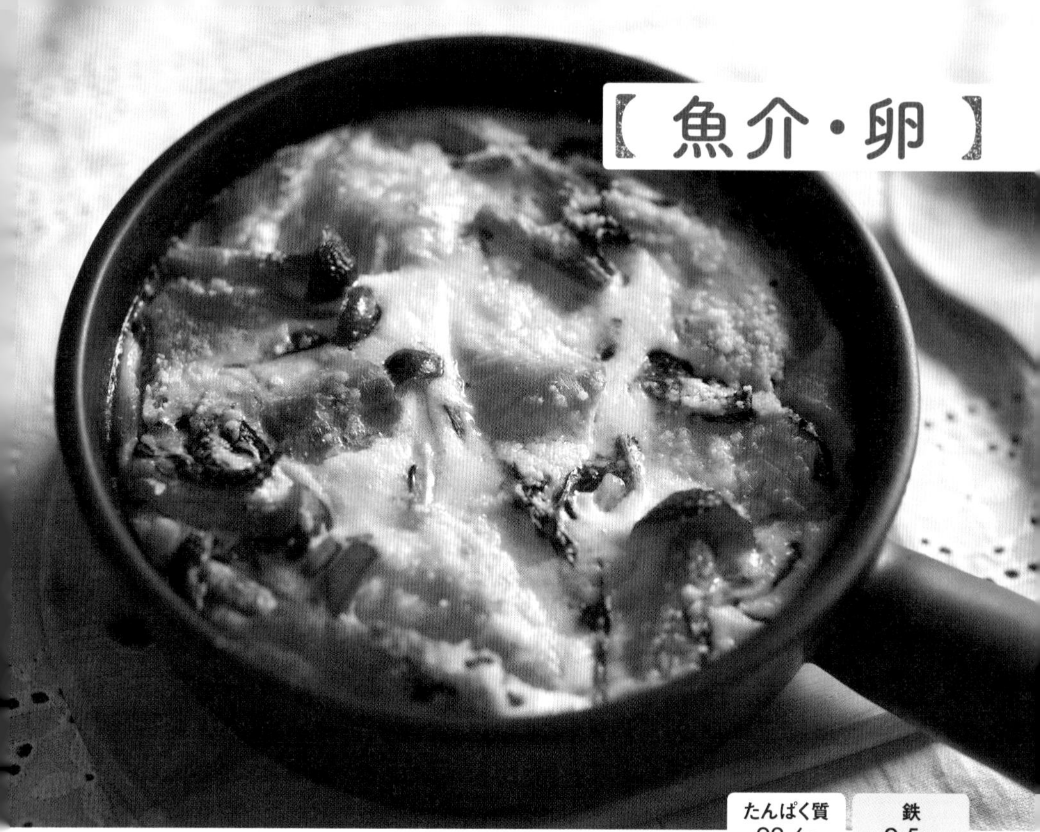

| たんぱく質 | 鉄 |
| --- | --- |
| 28.6g | 2.5mg |
| **脂質** | **糖質** |
| 44.7g | 5.7g |

生クリームとチーズ入りだから、パイ皮なしでも大満足

# 鮭とほうれん草のキッシュ風

**材料**（２人分）

生鮭の切り身 …… ２切れ
塩 …… 小さじ1/4
こしょう …… 少々
しめじ …… 1/2パック
ほうれん草 …… 100 g
A［塩、こしょう …… 各少々
バター …… 大さじ１
B［卵 …… ２個
　生クリーム …… 1/2カップ
　塩 …… 小さじ1/4
　こしょう、ナツメグ …… 各少々
パルメザンチーズ …… 大さじ１

**作り方**

1 鮭は皮を除いて一口大に切り、塩、こしょうをふる。しめじは小房に分ける。ほうれん草は３㎝長さに切る。

2 フライパンにバターを中火で溶かし、鮭の両面を焼き、しめじ、ほうれん草を加えて炒め合わせ、**A**をふる。

3 耐熱皿に❷を入れ、混ぜ合わせた**B**をかけてパルメザンチーズをふり、200℃のオーブンで20分焼く。
※オーブントースターを使用する場合も同様に20分焼く。途中、焦げそうになったらアルミ箔をかぶせる。

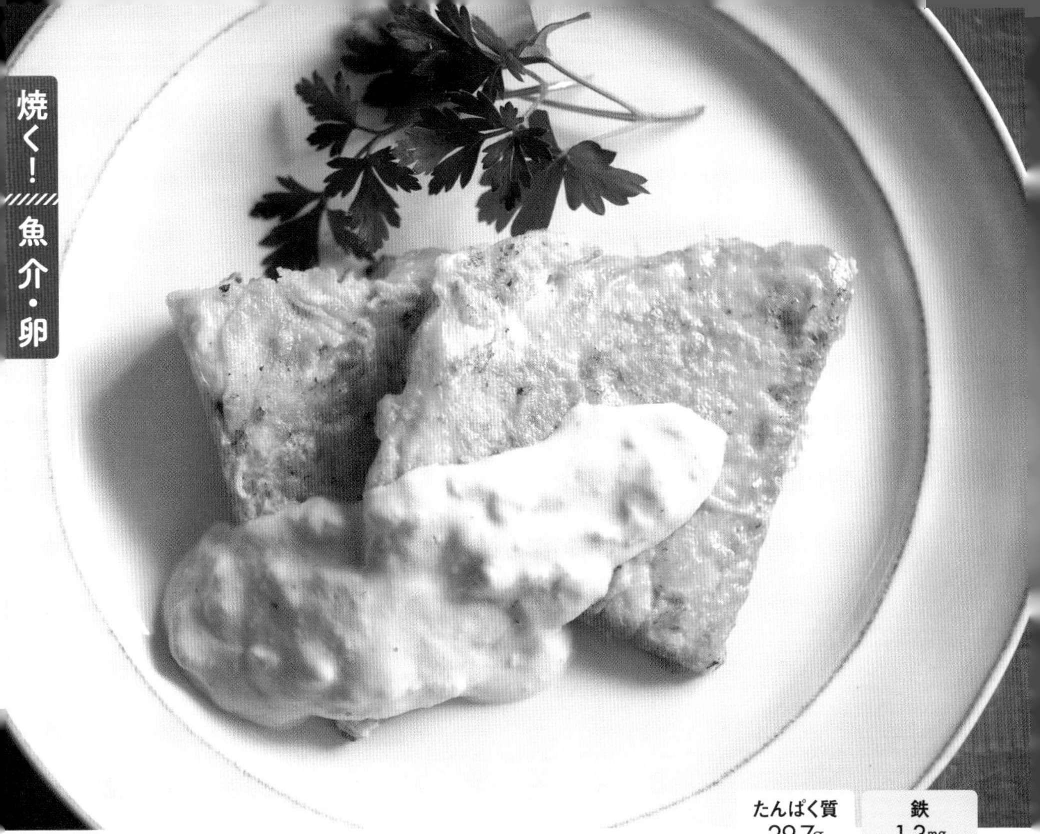

| たんぱく質 | 鉄 | 脂質 | 糖質 |
|---|---|---|---|
| 29.7g | 1.3mg | 23.9g | 3.8g |

低糖質のソースは、ディップにしてもおいしい

# かじきのピカタ　アボカドソース

**材料**（２人分）

かじきまぐろの切り身
　…… 大2切れ（260g）
塩 …… 小さじ1/5
こしょう …… 少々
小麦粉 …… 適量
溶き卵 …… １個分
オリーブオイル …… 小さじ２
アボカド …… 1/4個
A ┌ プレーンヨーグルト（無糖）
　│　…… 大さじ３
　│ マヨネーズ …… 小さじ２
　└ 塩、こしょう …… 各少々
イタリアンパセリ（あれば）
　…… 適量

**作り方**

1 かじきは1切れを2枚のそぎ切りにし、塩、こしょうをふり、小麦粉を薄くまぶし、溶き卵をからめる。

2 冷たいフライパンにオリーブオイルをひき、❶を入れて中火にかけて４分焼き、裏返して弱火でさらに４分焼く。取り出して残った溶き卵をからめ、再びフライパンで卵液が固まるまで弱火で焼く。

3 アボカドは粗くつぶし、Aを加えて混ぜる。

4 器に❷を盛り、❸をかけ、あればイタリアンパセリを添える。

*MEMO*

かじきまぐろはたんぱく質、脳の働きをサポートするDHAが豊富。卵など鉄を含む食材と合わせると、栄養バランスアップ。

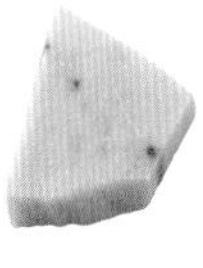

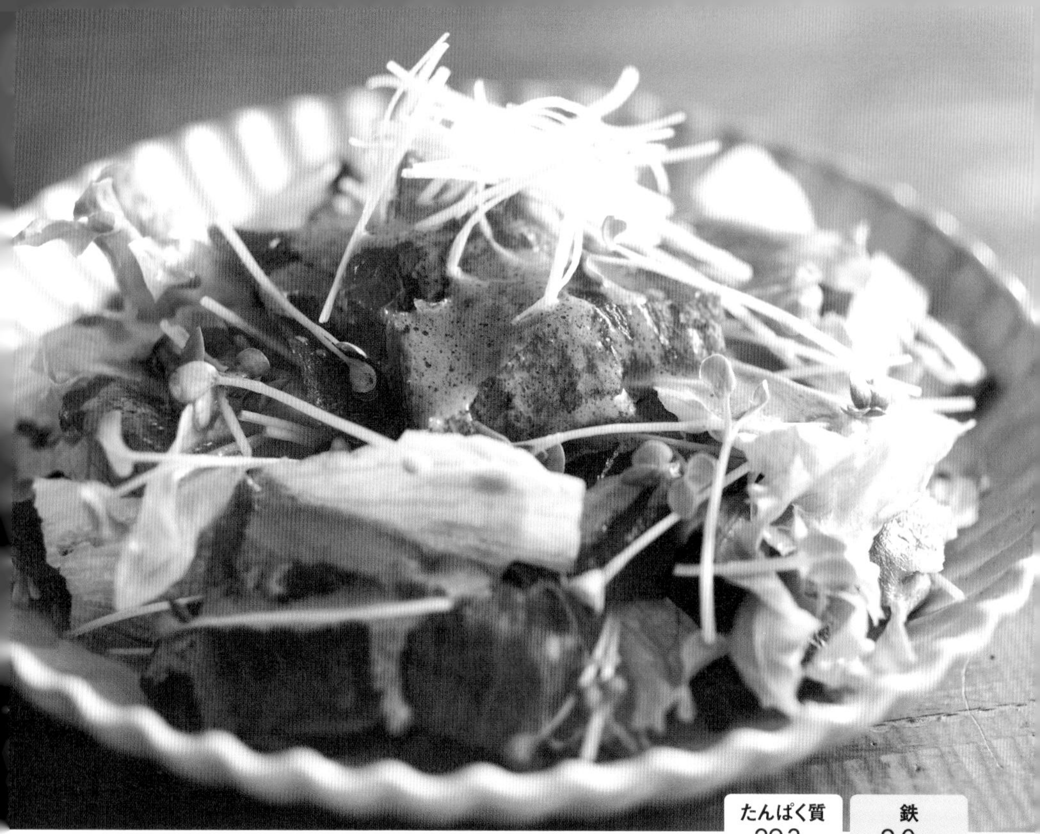

| たんぱく質 | 鉄 |
| --- | --- |
| 29.3g | 2.0mg |
| 脂質 | 糖質 |
| 11.0g | 2.3g |

火を使わない手軽さがうれしいおかずサラダ

# まぐろのサラダ

**材料**（２人分）

まぐろ赤身刺身用さく …… 200g
レタス …… ２枚
貝割れ菜 …… 1/2パック
長ねぎ …… ３cm
A
- 練りごま …… 大さじ１
- しょうゆ …… 大さじ１
- 酢 …… 小さじ１
- オリーブオイル …… 小さじ２

**作り方**

1 まぐろは薄切りにする。レタスは一口大に切る。長ねぎは芯を除いて千切りにし、水にさらす。

2 器にまぐろ、レタス、貝割れ菜を合わせて盛って、水けをきった長ねぎをのせる。

3 **A**をだまにならないように材料表の順に少しずつ混ぜ合わせ、❷にかける。

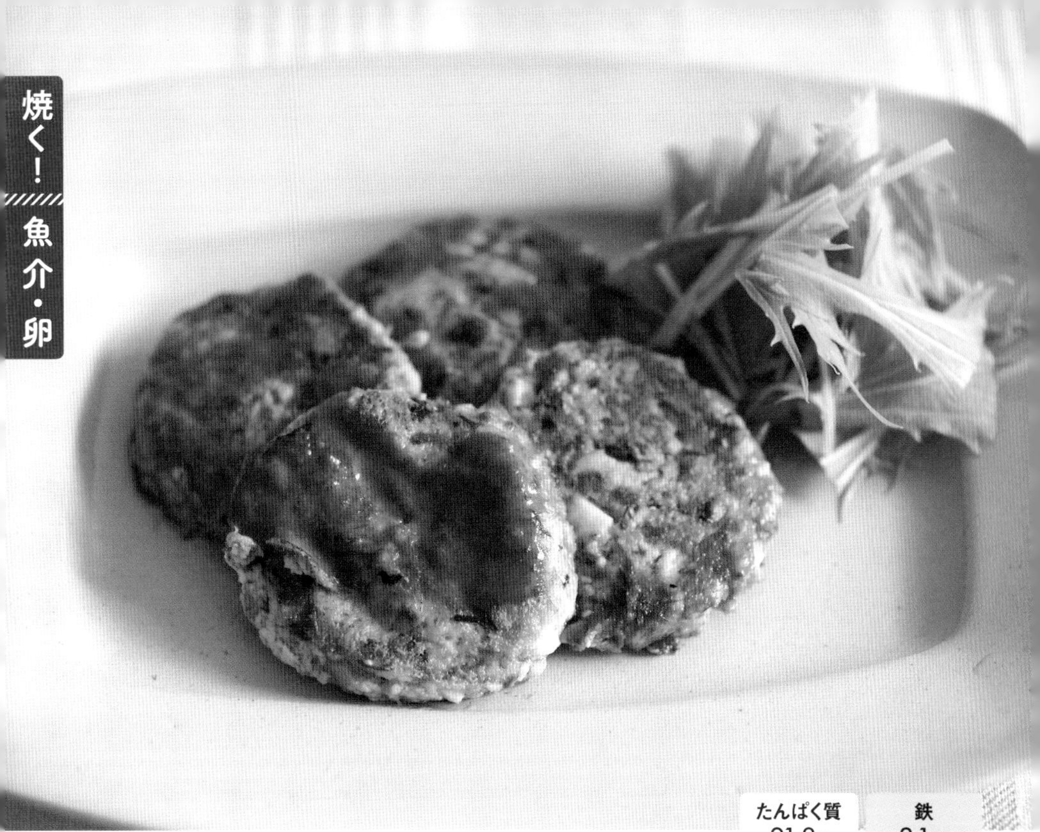

| たんぱく質 | 鉄 | 脂　質 | 糖　質 |
|---|---|---|---|
| 21.8g | 3.1mg | 20.7g | 5.6g |

豆腐入りのやわらかバーグにみそマヨがマッチ

# さば缶ハンバーグ　みそマヨだれ

**材料**（２人分）

さば水煮缶 …. １缶
木綿豆腐 …. 小１丁
A［しょうがのすりおろし …. 1/2かけ分
　片栗粉 …. 大さじ１］
オリーブオイル …. 小さじ２
B［マヨネーズ …. 大さじ１
　みそ …. 小さじ２
　酒 …. 小さじ２］
水菜（３㎝長さに切る・あれば）…. 適量

**作り方**

1 豆腐はペーパータオルで包んで重しをし、15分おいて水けをきる。

2 ボウルに❶を入れてつぶし、缶汁をきったさば、**A**を加え混ぜ、６等分の小判形に整える。

3 フライパンにオリーブオイルを熱し、❷を入れ、フタをして弱めの中火で５分焼き、裏返して同様に焼く。火が通ったら混ぜ合わせた**B**を加えてからめる。

4 器に❸を盛り、あれば水菜を添える。

*MEMO*

さばは血流をよくするEPA、脳の働きを助けるDHAが豊富。さばの水煮缶にも豊富なので、積極的に利用して。

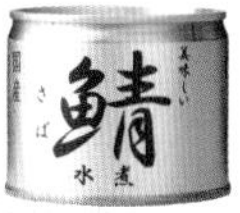

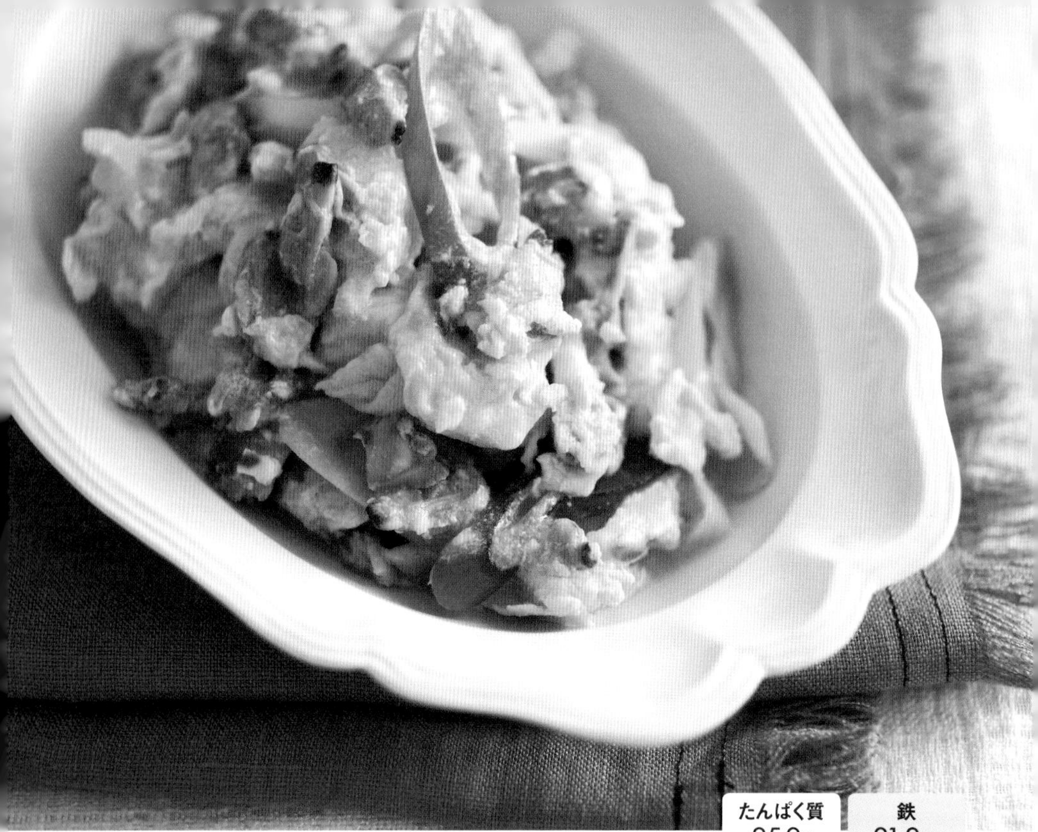

| たんぱく質 | 鉄 |
|---|---|
| 25.9g | 21.2mg |
| **脂　質** | **糖　質** |
| 17.8g | 3.7g |

あさりのうま味がからんだふんわり卵がおいしい

# あさりと長ねぎの卵炒め

**材料**（2人分）

あさり水煮缶 …… 小1缶
水 …… 適量
A［酒 …… 小さじ1
　 片栗粉 …… 小さじ1/2
長ねぎ …… 1/2本
卵 …… 4個
塩 …… 小さじ1/6
こしょう …… 少々
ごま油 …… 大さじ1

**作り方**

1 あさりは缶汁と身に分ける。缶汁に水を加えて1/2カップにし、**A**を加え混ぜる。

2 長ねぎは斜め切りにする。卵は割りほぐして塩、こしょうを加え混ぜる。

3 フライパンにごま油を熱し、中火で長ねぎを炒めて香ばしい香りが立ったら溶き卵を流し入れ、大きく混ぜて炒り卵を作る。❶を加え、とろみがつくまで炒め合わせる。

*MEMO*

生のあさりの鉄は100gあたり3.8mgですが、缶詰のあさりは100gあたり29.7mgと約8倍も鉄が豊富。鉄を含んだ缶汁もむだなく使いましょう。

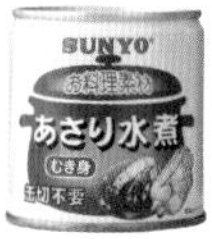

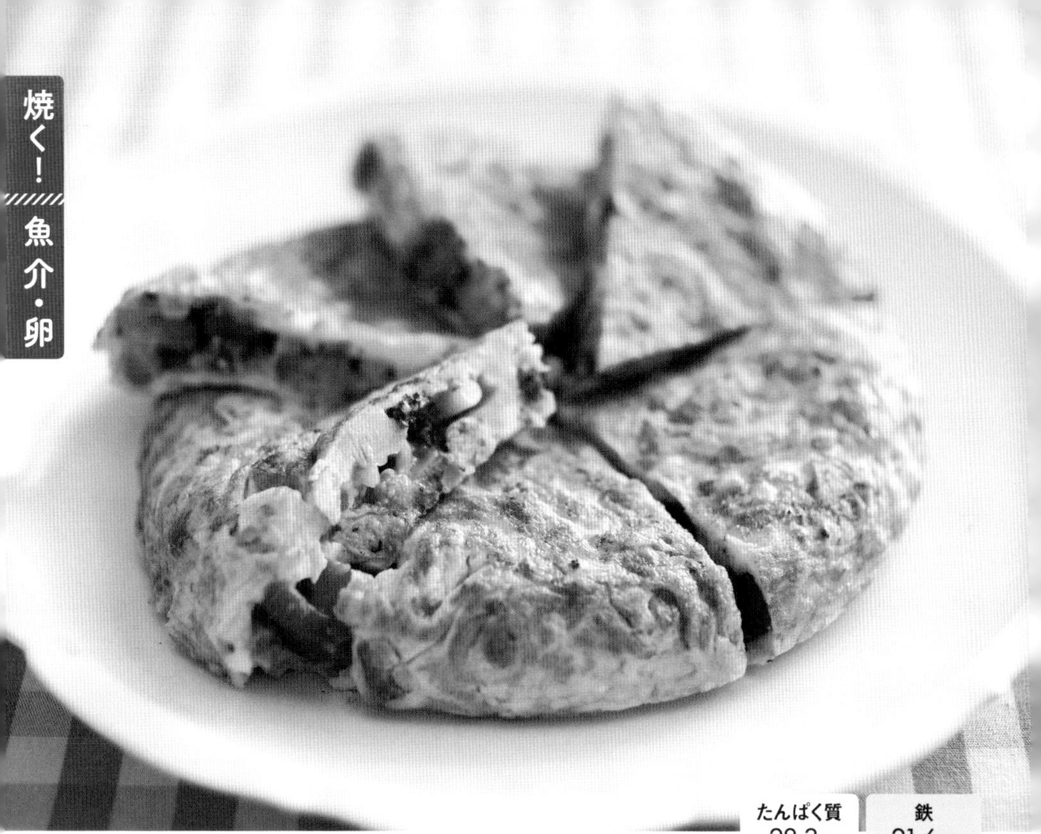

| たんぱく質 | 鉄 |
|---|---|
| 28.3g | 21.6mg |
| 脂　質 | 糖　質 |
| 20.6g | 3.5g |

たんぱく質、鉄、ビタミンE＆Cがたっぷり

# あさりのスパニッシュオムレツ

**材料**（２人分）

あさり水煮缶 …. １缶
ブロッコリー …. 80ｇ
パプリカ …. 1/4個
オリーブオイル …. 小さじ4
こしょう …. 少々
卵 …. ４個
A
- パルメザンチーズ …. 小さじ２
- 塩 …. 小さじ1/4
- こしょう …. 少々

**作り方**

1 あさりは身と缶汁に分ける。ブロッコリーは小房に分け、ラップに包んで電子レンジで1分30秒加熱し、冷まして粗く刻む。パプリカは１㎝角に切る。

2 フライパンにオリーブオイル小さじ２を熱し、あさりの身、ブロッコリー、パプリカを炒めてこしょうをふる。

3 ボウルに卵を割りほぐし、**A**と❷、あさりの缶汁を加えて混ぜる。

4 小さめのフライパンに残りのオリーブオイルを熱し、❸を流し入れて中火で半熟状になるまで大きく混ぜて平らにし、フタをして弱火で４～５分焼く。裏返して同様に焼き、まな板に取り出して食べやすく切る。

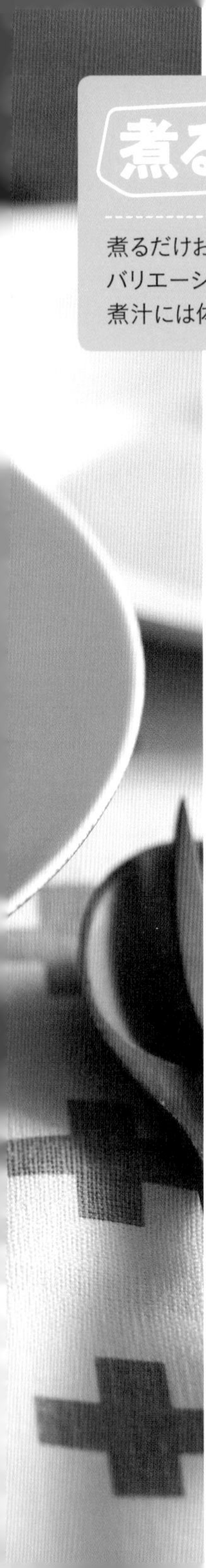

# 煮るだけ！の飽きない味バリエ

煮るだけおかずは和風、中華風、洋風、エスニック風と簡単にバリエーションが広がり、毎日でも食べ飽きないのが魅力。
煮汁には体によい脂質やビタミンが溶け出ているので、残さず食べて。

## 【牛 肉】

さっぱりした和風煮物にこしょうが相性抜群

### 牛肉とサラダ菜の黒こしょう煮

| たんぱく質 | 鉄 | 脂質 | 糖質 |
|---|---|---|---|
| 27.3g | 3.1mg | 12.5g | 2.3g |

材料（2人分）

牛ももしゃぶしゃぶ用肉 …. 250 g
サラダ菜 …. 1個
A
- だし汁 …. 1 1/2カップ
- しょうゆ …. 大さじ1
- 酒 …. 小さじ2
- ラカントS …. 小さじ1 1/2
- 塩 …. 少々
- 粗びき黒こしょう …. 小さじ1/4

作り方

1 サラダ菜は大きめにちぎる。

2 鍋に**A**を入れて煮立て、牛肉を加えて中火でさっと煮て器に盛る。

3 鍋のアクを除き、❶を加えて中火でしんなりするまで煮る。煮汁とともに❷に盛る。

＼POINT／

定番のしょうゆ味の煮物ですが、粗びき黒こしょうを入れることで和洋折衷のしゃれた味に変身。こしょうは和食とも相性がいいので、いろいろ試してバリエーションを増やすのもおすすめ。

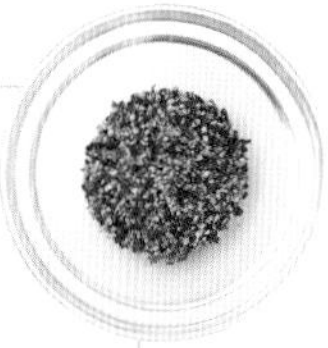

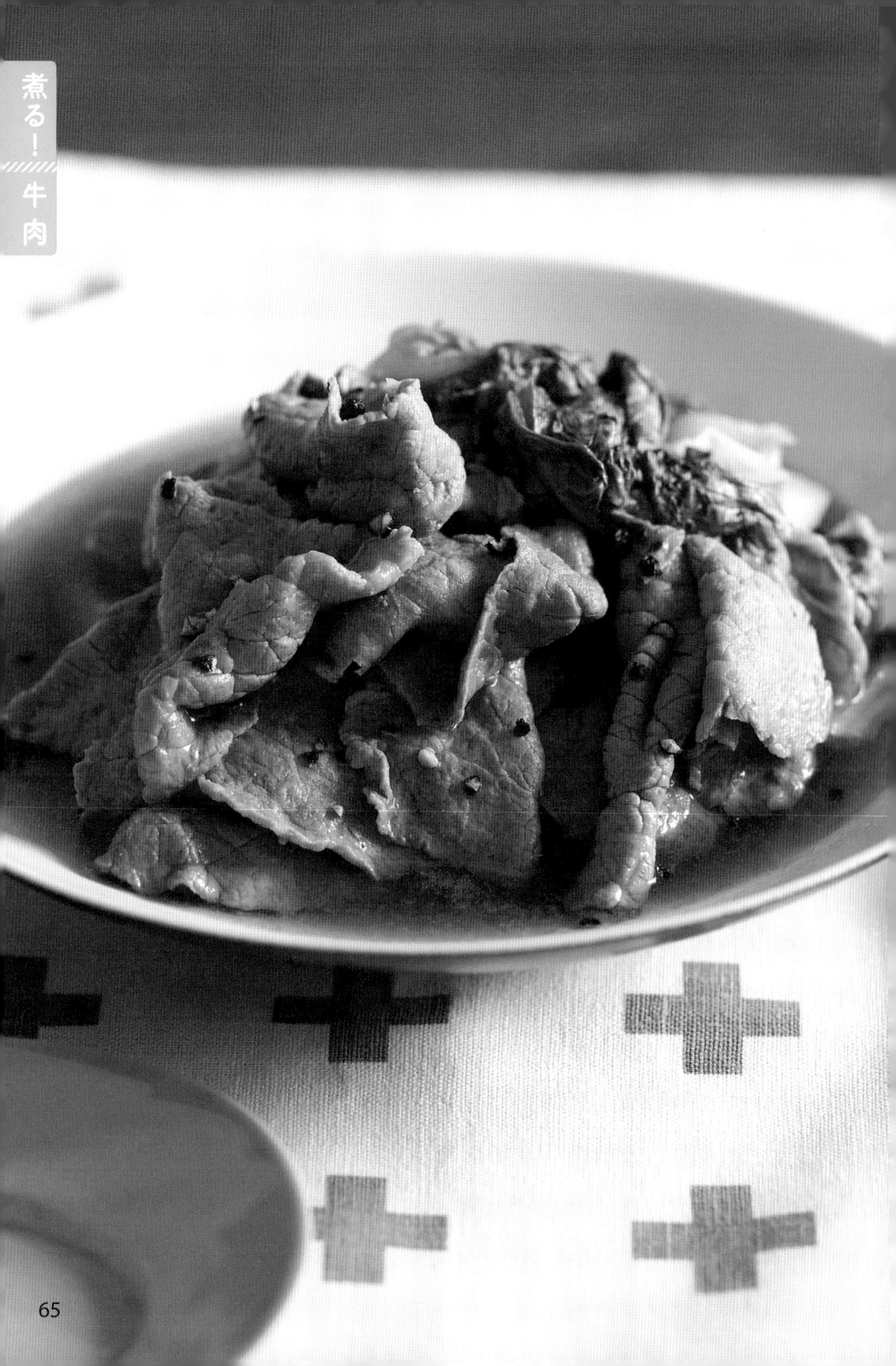

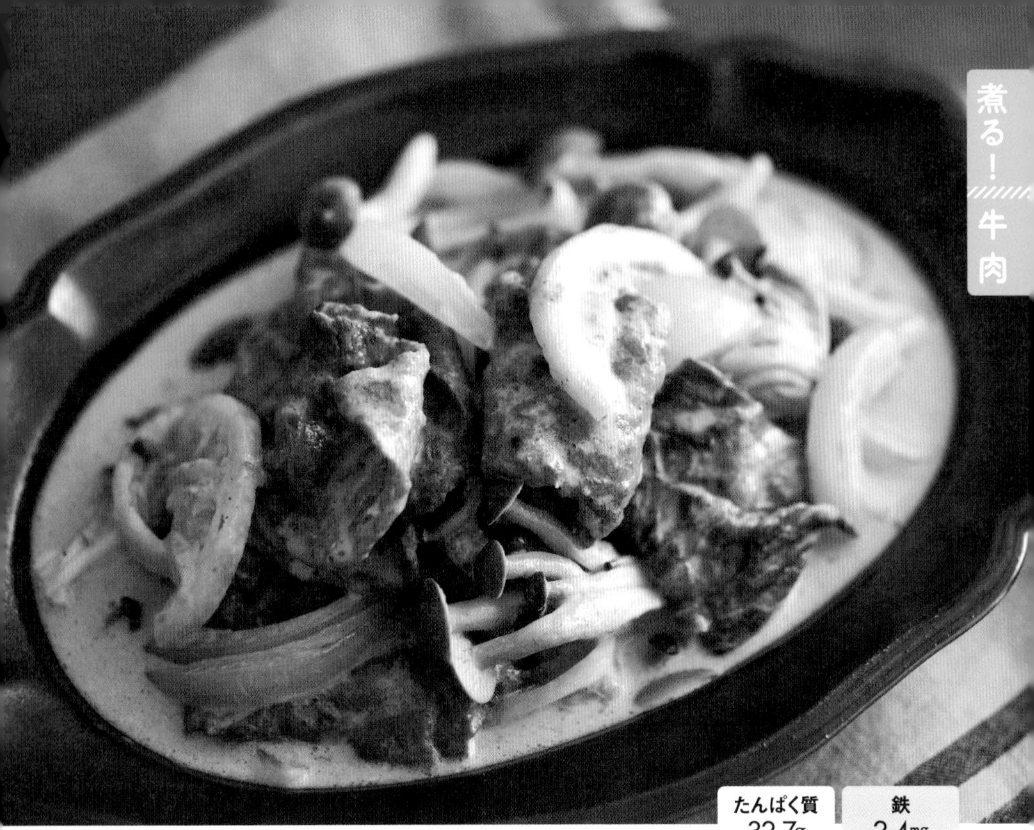

| たんぱく質 | 鉄 |
| --- | --- |
| 32.7g | 2.4mg |
| 脂　質 | 糖　質 |
| 20.1g | 6.7g |

レモンと生クリームで、ビーフストロガノフ風

# 牛肉のレモンクリーム煮

### 材料（2人分）

牛もも薄切り肉 …. 300 g
塩 …. 小さじ1/3
こしょう …. 少々
小麦粉 …. 小さじ1 1/2
玉ねぎ …. 1/4個
しめじ …. 1/2パック
バター …. 大さじ1
白ワイン …. 大さじ2
A ┌ レモン（半分に切る）
　│　…. 輪切り3枚
　│ ローリエ …. 1枚
　└ 水 …. 1/2カップ
B ┌ 生クリーム …. 1/4カップ
　└ 塩、こしょう …. 各少々

### 作り方

1 牛肉は一口大に切って塩、こしょうをふり、小麦粉をまぶす。玉ねぎは5㎜厚さの薄切りにする。しめじは小房に分ける。

2 フライパンにバターを中火で溶かし、牛肉を広げて両面を焼き、玉ねぎ、しめじを加えさっと炒め、ワインを加えて煮立てる。**A**を入れてフタをし、再び煮立ったら弱火で10分煮て、**B**を加えて2〜3分煮る。

**POINT**

生クリームは長く煮ると分離するので、最後に加えて温まる程度に煮ればOK。

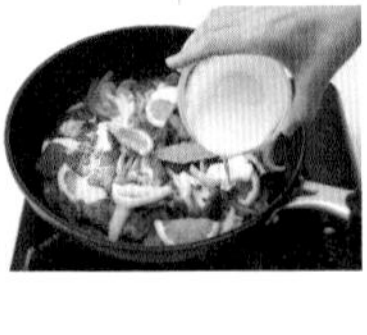

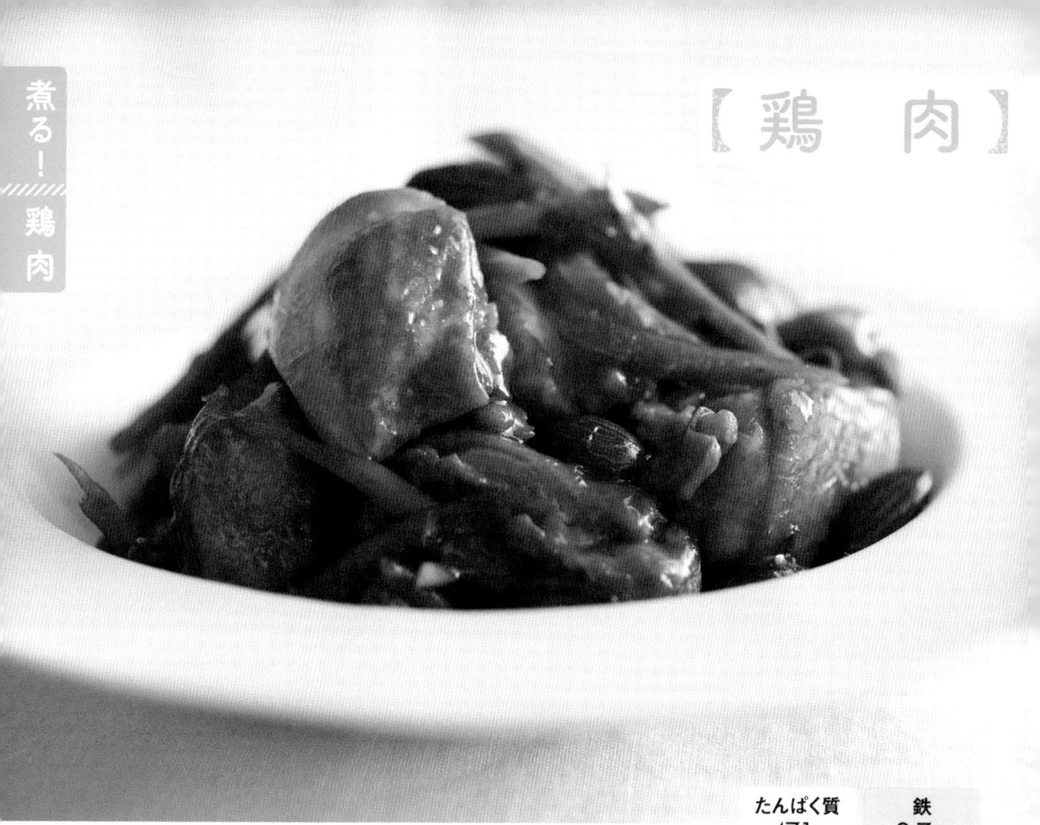

| たんぱく質 | 鉄 |
|---|---|
| 47.1g | 2.7mg |
| 脂質 | 糖質 |
| 48.4g | 4.0g |

たんぱく質の合成を助けるマグネシウムもしっかりチャージ

# 鶏肉とナッツの照り煮

### 材料（2人分）

鶏もも肉 …… 2枚（500ｇ）
ごぼう …… 50ｇ
オリーブオイル …… 小さじ1
ローストアーモンド（無塩） …… 40ｇ
A
- 水 …… 2カップ
- しょうゆ …… 大さじ1 1/2
- 酒 …… 大さじ1
- ラカントS …… 小さじ2

### 作り方

1. 鶏肉は一口大に切る。ごぼうは大きめのささがきにし、水にさっとさらして水けをきる。
2. フライパンにオリーブオイルを熱し、鶏肉を皮を下にして中火で焼き、皮がきつね色になったらごぼうを加えて炒める。**A**を加え、フタをして煮立ったら弱火にして10分煮る。フタを取って強火で煮汁がなくなるまでからめ、アーモンドを加えて混ぜる。

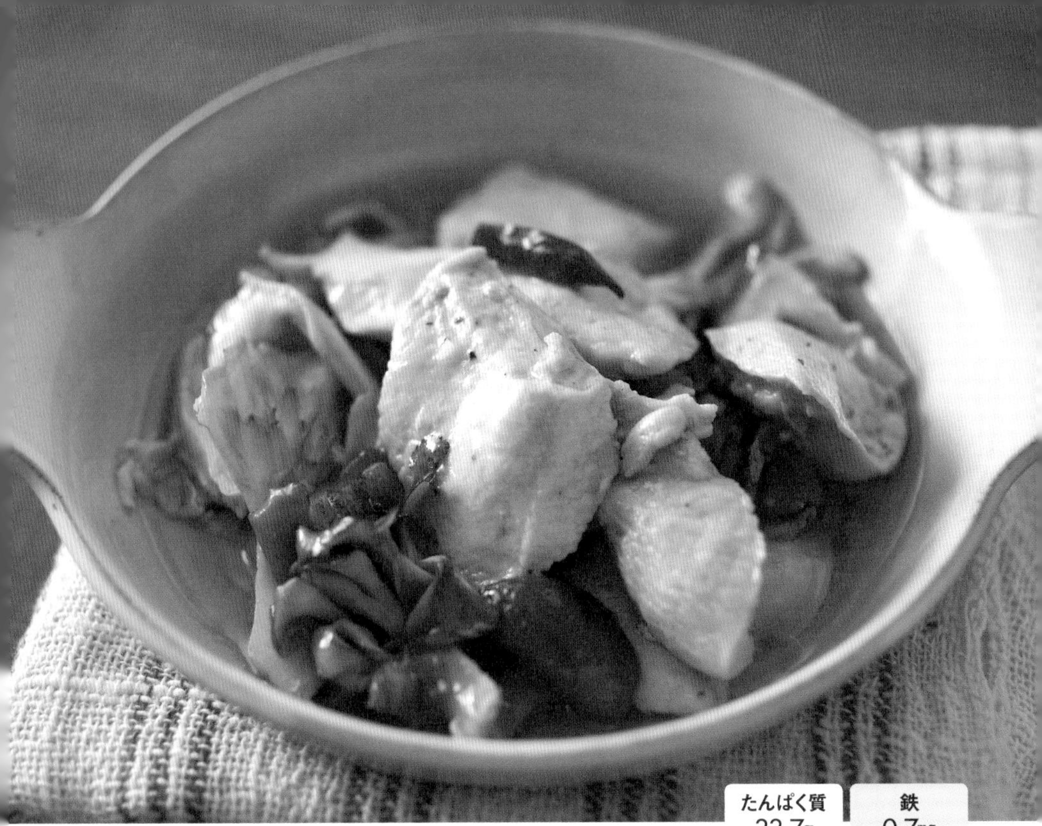

| たんぱく質 | 鉄 |
| --- | --- |
| 33.7g | 0.7mg |
| 脂質 | 糖質 |
| 31.7g | 2.0g |

パサつきやすい鶏むね肉は、オイル煮でしっとり

# 鶏肉ときのこのアヒージョ風煮

## 材料（2人分）

鶏むね肉 …. 大1枚（300g）
塩 …. 小さじ1/2
こしょう …. 少々
しいたけ …. 2枚
まいたけ …. 1パック

A
- にんにくのみじん切り …. 1かけ分
- 赤唐辛子（斜め半分に切る） …. 1本
- オリーブオイル …. 1/2カップ
- 白ワイン …. 大さじ2

B
- 塩、こしょう …. 各少々

## 作り方

1 鶏肉は薄いそぎ切りにして塩、こしょうをふる。しいたけは十字に4等分に切る。まいたけは小房に分ける。

2 小さめのフライパンに❶と**A**を入れて中火にかけ、煮立ってきたら弱火にしてときどき混ぜながら10分煮て、**B**を加える。

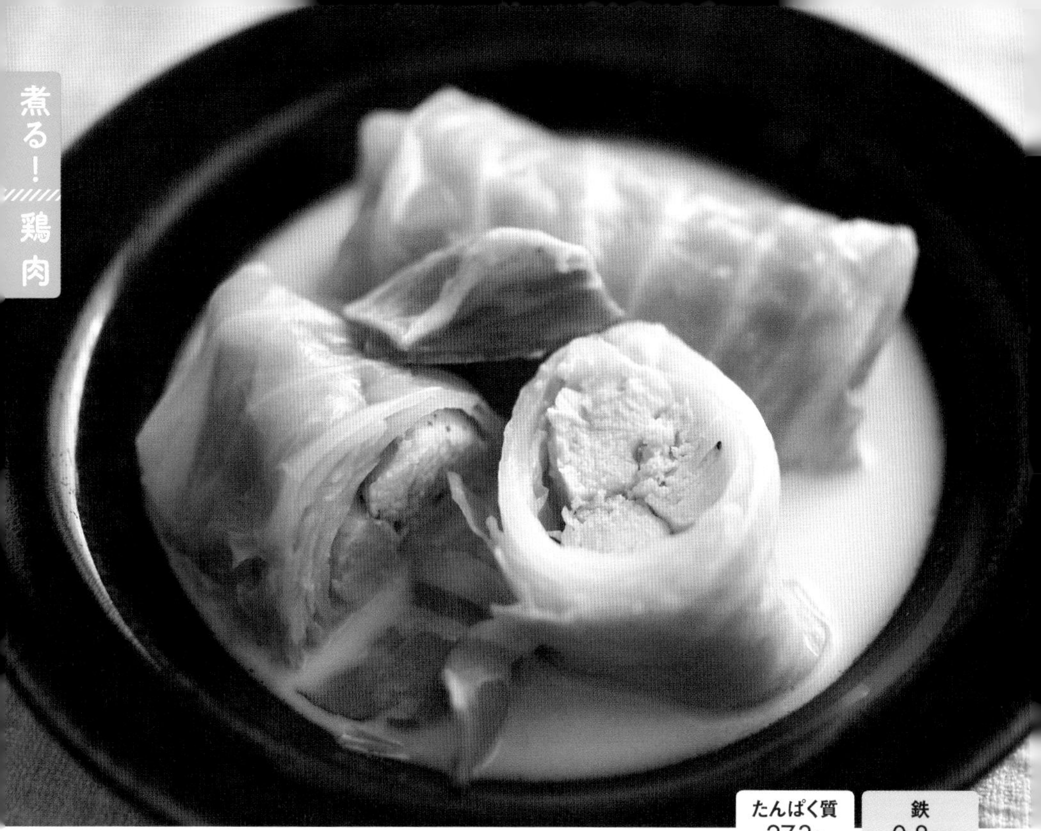

| たんぱく質 | 鉄 |
|---|---|
| 27.3g | 0.8mg |
| 脂　質 | 糖　質 |
| 14.0g | 5.3g |

ひき肉だねより扱いやすい！まろやかなクリーム味

# 鶏ささ身のロールキャベツ

## 材料（2人分）

鶏ささ身 …. 4本
塩 …. 小さじ1/4
こしょう …. 少々
キャベツ …. 4枚
ベーコン …. 1枚
A
- ローリエ …. 1枚
- 水 …. 1 1/2カップ
- 顆粒コンソメ …. 小さじ1/2

B
- 生クリーム …. 1/4カップ
- 塩、こしょう …. 各少々

## 作り方

1 ささ身は塩、こしょうをふる。キャベツはさっとゆでて芯をそいで平らにする。そいだ芯はとっておく。ベーコンは4等分に切る。

2 キャベツ1枚にささ身1本、キャベツの芯をのせて両端を折り込んで包み、端を楊枝で留める。

3 鍋に❷、**A**、ベーコンを入れてフタをして火にかけ、煮立ったら弱火にして10分煮る。**B**を加えて2～3分煮る。

＼POINT／

ささ身は半分に曲げるとコロッとした形に包める (a)。

手前からひと巻きしたら、左右の端を内側に折り込んで包む (b)。

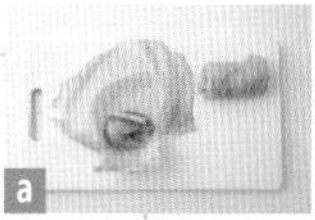

a

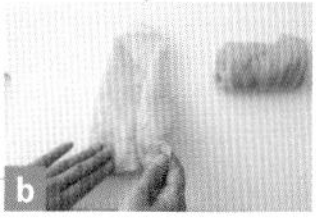

b

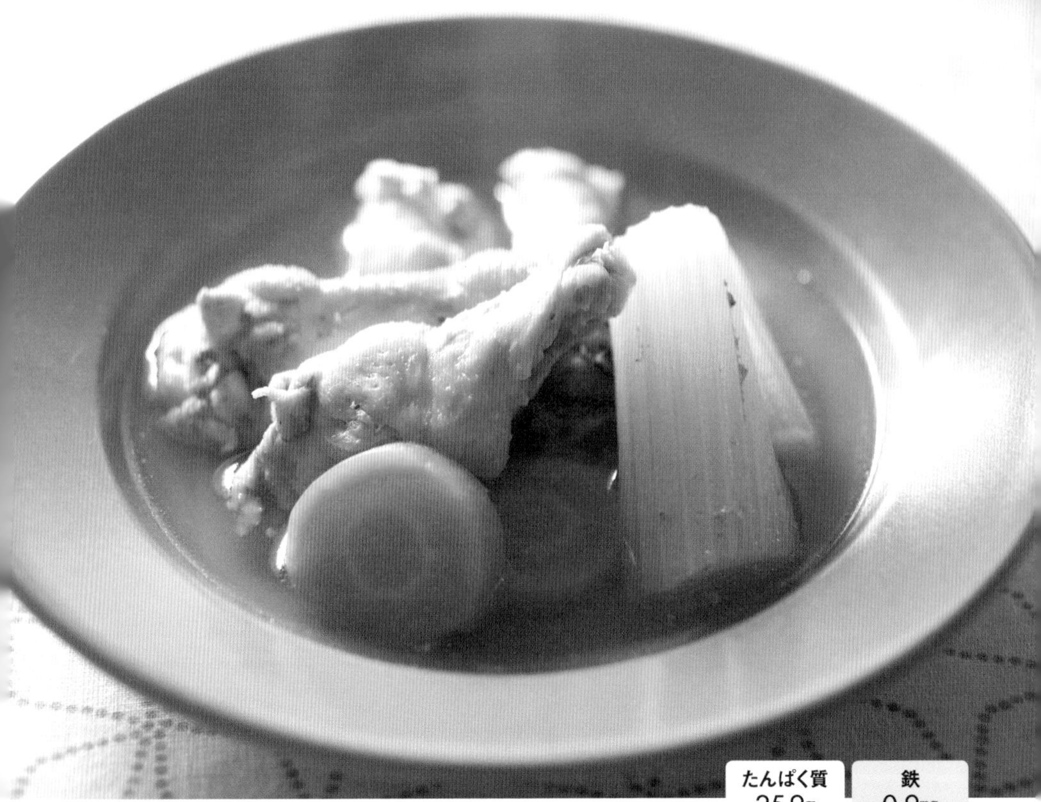

| たんぱく質 | 鉄 |
|---|---|
| 25.9g | 0.9mg |
| 脂　質 | 糖　質 |
| 18.0g | 3.0g |

骨つき肉からしみ出た滋味が体にしみる

# 手羽元とセロリのポトフ

材料（2人分）

鶏手羽元 ···· 8本
セロリ ···· 小1本
にんじん ···· 60g

A
- にんにく ···· 1/4かけ
- ローリエ ···· 1枚
- タイム（あれば） ···· 少々
- 水 ···· 3カップ
- 顆粒コンソメ ···· 小さじ1/2
- こしょう ···· 少々
- 塩 ···· 小さじ1/2強

作り方

1 セロリは4㎝長さに切る。にんじんは1㎝厚さの輪切りにする。

2 鍋に❶、手羽元、**A**を入れ、フタをして中火にかけ、煮立ったら弱火にして20分煮る。

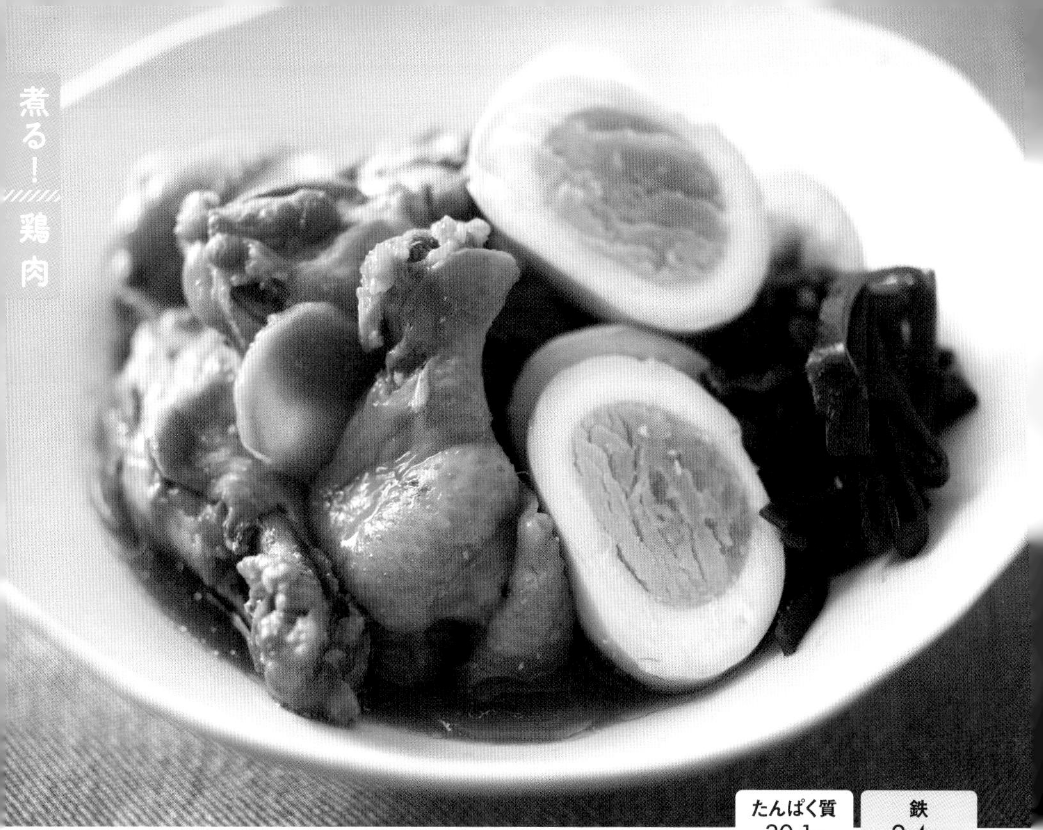

| たんぱく質 | 鉄 |
|---|---|
| 30.1g | 2.4mg |
| 脂質 | 糖質 |
| 21.3g | 4.0g |

鶏手羽元と卵のダブルたんぱく質おかず

# 手羽元とゆで卵のさっぱり煮

## 材料（2人分）

鶏手羽元 …… 6本
ゆで卵 …… 3個
A
- 昆布 …… 8㎝
- しょうがの薄切り …… 1かけ分
- 水 …… 1カップ
- 酢 …… 大さじ2
- しょうゆ …… 大さじ2
- ラカントS …… 小さじ2

## 作り方

1. 鍋に手羽元と**A**を入れ、フタをして火にかけ、煮立ったら中火で10分煮る。ゆで卵を加えてさらに5分煮る。
2. **A**の昆布は千切りにし、ゆで卵は半分に切り、器に手羽元とともに盛る。

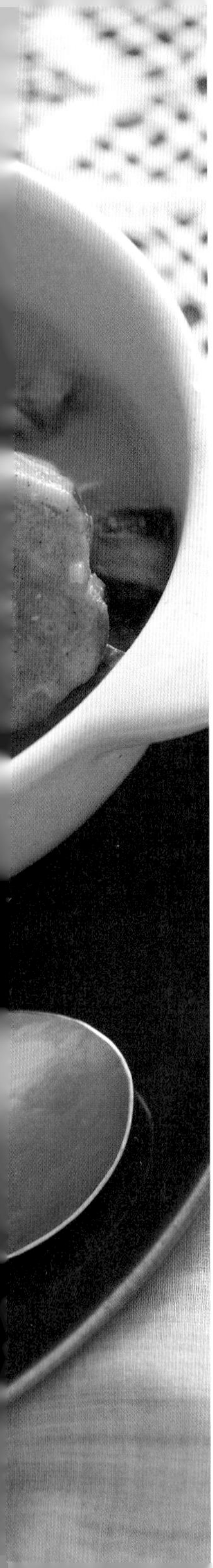

# 【豚　肉】

小麦粉を使わない糖質オフカレーなら安心

## 豚肉のココナッツカレー

| たんぱく質 | 鉄 | 脂質 | 糖質 |
|---|---|---|---|
| 30.5g | 3.0mg | 30.1g | 8.0g |

材料（2人分）

豚もも薄切り肉 …. 250g
塩、こしょう …. 各少々
玉ねぎ …. 30g
なす …. 2個
ピーマン …. 2個
オリーブオイル …. 大さじ1
にんにくのみじん切り
…. 1/4かけ分
しょうがのみじん切り
…. 1/2かけ分
カレー粉 …. 大さじ1
A［ココナッツミルク …. 1カップ
水 …. 1カップ
B［塩 …. 小さじ1/2
こしょう …. 少々

作り方

1 豚肉は一口大に切って塩、こしょうをふる。玉ねぎは1cm角に切る。なすは皮を縞目にむいて輪切り、ピーマンは乱切りにする。

2 フライパンにオリーブオイルを熱し、中火で豚肉、にんにく、しょうが、玉ねぎを炒め、なすとピーマン、カレー粉の順に加えて炒める。Aを加え、フタをして弱火で7～8分煮てBを加える。

糖質約80%オフだから安心！

## おからのナン

| たんぱく質 | 鉄 | 脂質 | 糖質 |
|---|---|---|---|
| 6.6g | 1.0mg | 6.8g | 5.4g |

材料（2人分）

A［おからパウダー …. 40g
薄力粉 …. 大さじ1
ベーキングパウダー …. 小さじ1/2
塩 …. 少々
B［卵白 …. 1個分
水 …. 1/2カップ
オリーブオイル
…. 小さじ2

作り方

1 ボウルにAを合わせて混ぜ、Bを加えて軽くこね、4等分にして手で平らにする。

2 フライパンにオリーブオイル（分量外）を薄く塗って❶を並べ、フタをして弱火で両面を5分ずつ焼く。

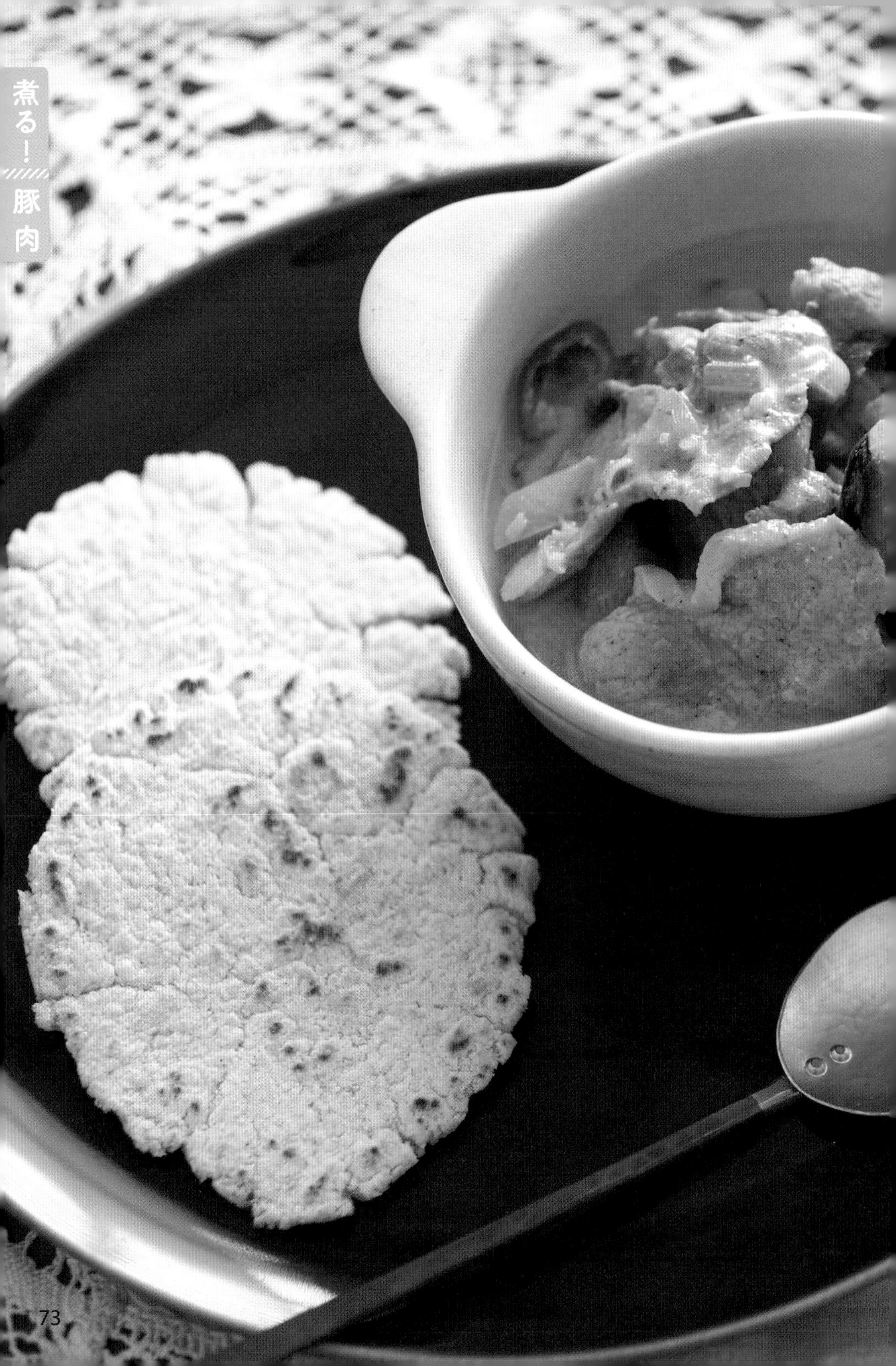

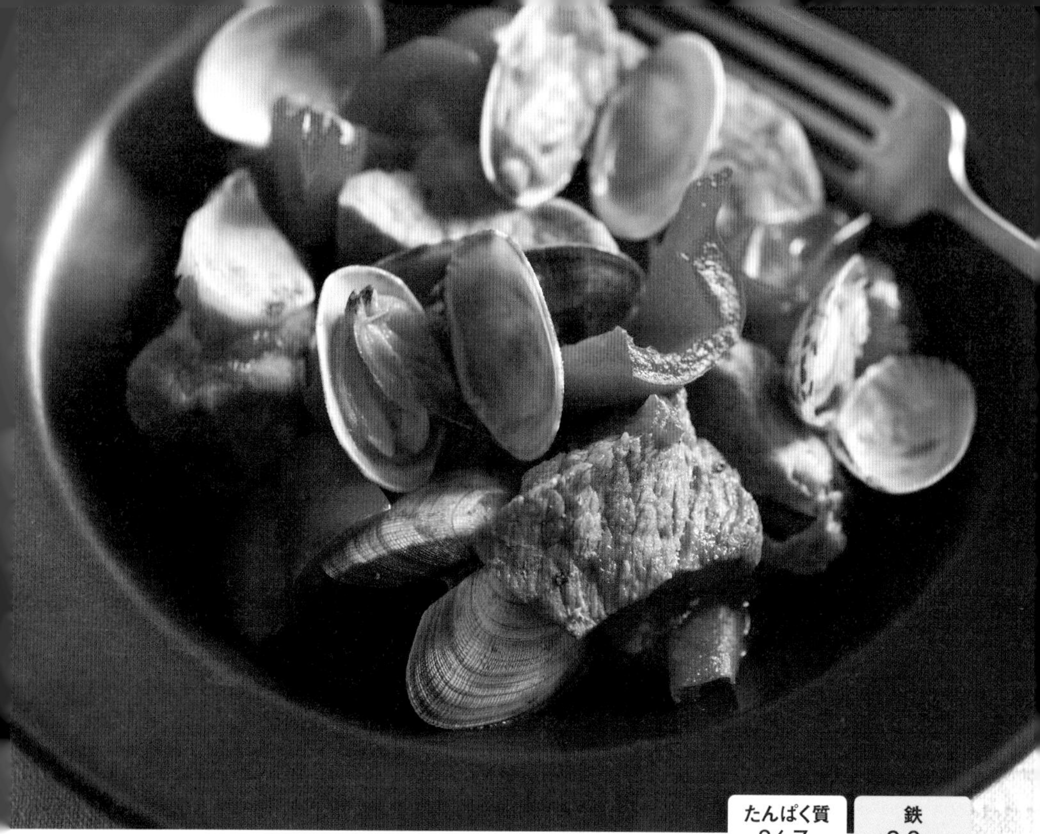

| たんぱく質 | 鉄 |
|---|---|
| 36.7g | 3.3mg |
| 脂　質 | 糖　質 |
| 11.9g | 6.0g |

ビタミンB群と鉄の効果で疲労回復効果も

# 豚肉とあさりのトマト蒸し煮

**材料**（2人分）

豚ヒレ肉 …. 300 g
塩 …. 小さじ1/4
こしょう …. 少々
パプリカ …. 1/2個
トマト …. 小1個
あさり（殻つき）…. 200 g
オリーブオイル …. 大さじ1
にんにくの薄切り …. 1/2かけ分

**A**
- 赤唐辛子（斜め半分に切る）…. 1本
- 白ワイン …. 大さじ3

**B**
- 塩、こしょう …. 各少々

**作り方**

1 豚肉は一口大の角切りにして塩、こしょうをふる。パプリカは乱切り、トマトはざく切りにする。

2 フライパンにオリーブオイル、にんにくを入れて中火にかけ、香りが立ったら豚肉を入れて両面に焼き色をつける。あさり、トマト、パプリカ、**A**を加え、煮立ったらフタをして弱火で10分煮て**B**を加える。

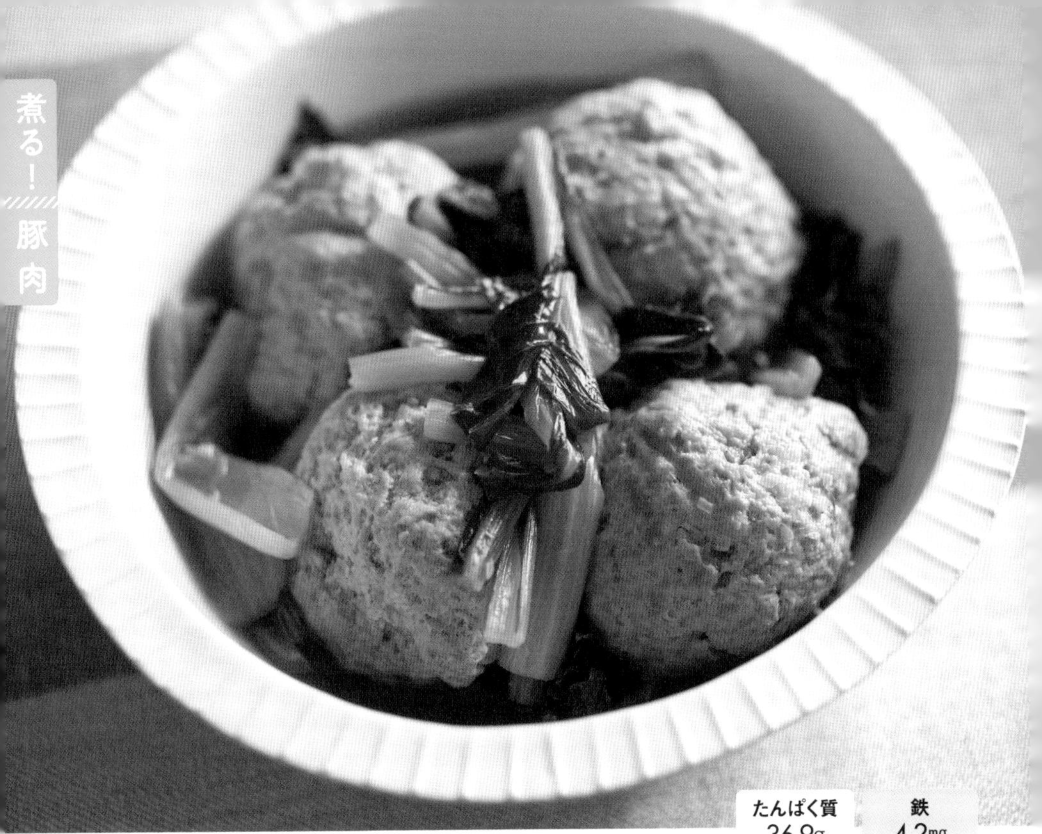

| たんぱく質 | 鉄 |
| --- | --- |
| 36.9g | 4.2mg |
| **脂質** | **糖質** |
| 16.1g | 3.1g |

赤身肉のお団子は、ビッグに作ってパサつきを予防

# 豚肉団子と小松菜の煮物

### 材料（2人分）

豚赤身ひき肉 …. 300 g

**A**
- 溶き卵 …. 1/2個分
- 塩 …. 小さじ1/5
- こしょう …. 少々

**B**
- すり白ごま …. 小さじ2
- 長ねぎのみじん切り …. 5㎝分
- しょうがのすりおろし …. 1/4かけ分

小松菜 …. 200 g
ごま油 …. 小さじ2

**C**
- だし汁 …. 1カップ
- 酒 …. 大さじ1
- しょうゆ …. 大さじ1

### 作り方

1. ボウルにひき肉、**A**を入れて粘りが出るまで混ぜ、**B**を加えてさらに混ぜ、6等分にして丸める。
2. 小松菜は4㎝長さに切る。
3. 鍋にごま油を熱し、小松菜の茎を中火でさっと炒め、**C**を加える。煮立ったら❶と小松菜の葉を加え、フタをして10分煮る。

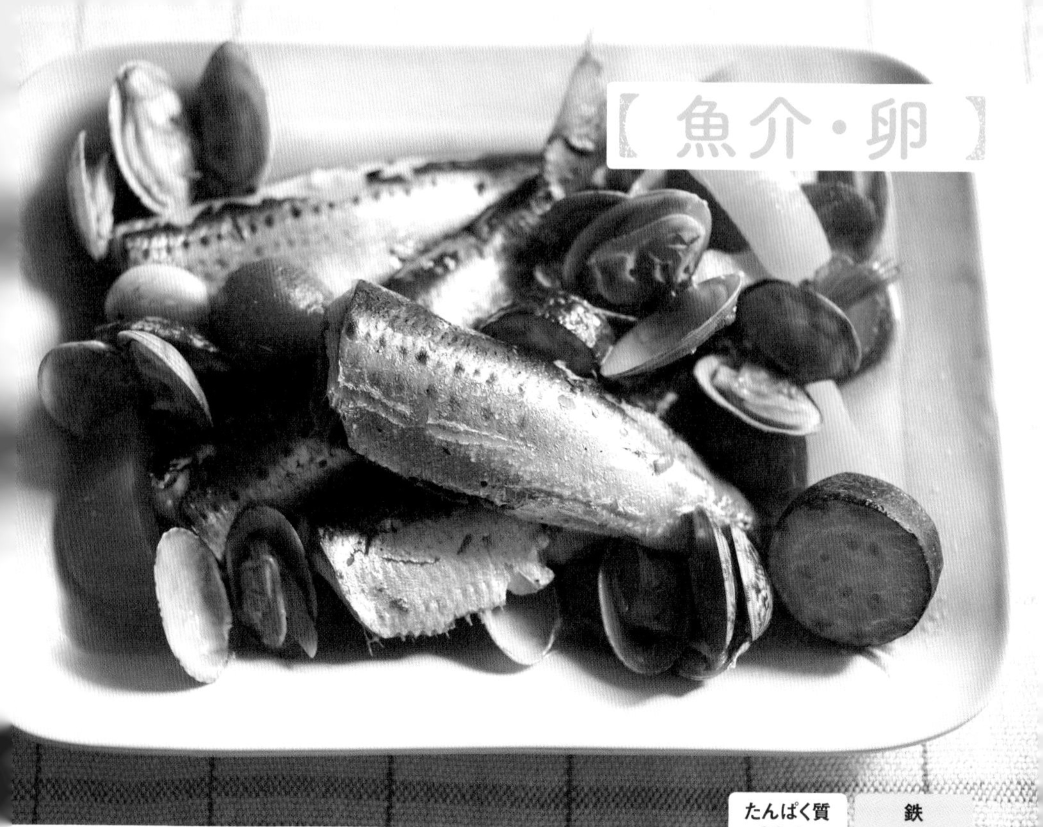

| たんぱく質 | 鉄 |
|---|---|
| 28.8g | 4.7mg |
| 脂　質 | 糖　質 |
| 18.3g | 5.3g |

うま味やDHA、EPAが溶け出た煮汁も召し上がれ

# いわしのアクアパッツァ

**材料**（2人分）

いわし（頭と内臓を除いたもの）
　…… 4尾
塩 …… 小さじ1/4
こしょう …… 少々
あさり（殻つき）…… 200g
にんにく（半分に切る）…… 1かけ
ズッキーニ …… 1/2本
パプリカ（黄）…… 1/4個
オリーブオイル …… 大さじ1
ミニトマト …… 4個
白ワイン …… 大さじ2
A［ローリエ …… 1枚
　 水 …… 1カップ
B［塩、こしょう
　 　…… 各少々

**作り方**

1 いわしは塩、こしょうをふる。ズッキーニは1㎝厚さの輪切り、パプリカは乱切りにする。

2 フライパンにオリーブオイル、にんにくを入れて中火で熱し、香りが立ったらズッキーニを入れて両面を焼いて火を止める。いわし、あさり、パプリカ、ミニトマト、ワインを加えて再び中火にかけ、煮立ったら**A**を加えてフタをし、再び煮立ったら弱火で10分煮て**B**を加える。

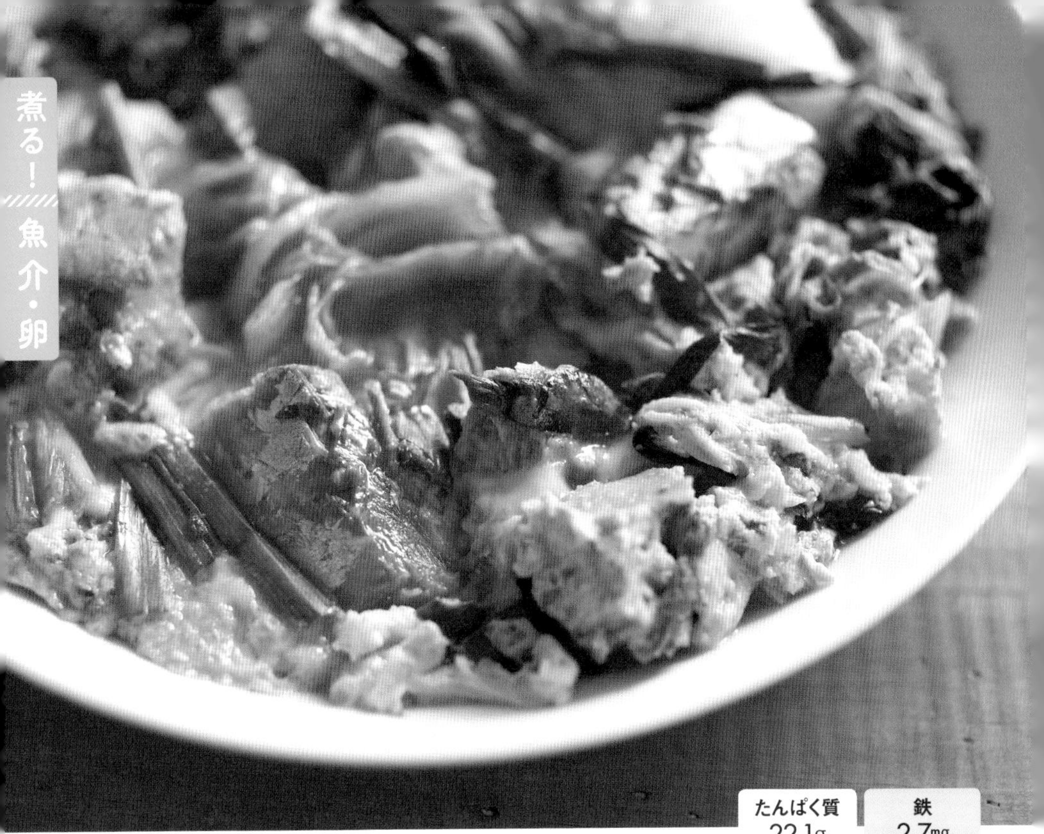

| たんぱく質 | 鉄 |
| --- | --- |
| 22.1g | 2.7mg |
| **脂質** | **糖質** |
| 12.4g | 4.0g |

チャチャッと作れて栄養もバッチリ

# さば缶と白菜キムチの卵とじ煮

**材料**（2人分）

さば水煮缶 …… 1缶
白菜キムチ …… 50g
白菜 …… 大1枚
にら …… 1束
卵 …… 2個
A
水 …… 1/2カップ
酒 …… 大さじ1
しょうゆ …… 小さじ2

**作り方**

1 さばは缶汁をきって粗くほぐす。白菜は1㎝幅に切り、にらは3㎝長さに切る。卵は溶きほぐす。

2 フライパンに**A**を煮立て、さば、白菜、キムチを加えてフタをして中火で4～5分煮る。にらを加えて溶き卵を回し入れ、再びフタをして卵が好みのかたさになるまで火を通す。

# かさ増し！でもたんぱく質しっかり

厚揚げ、豆腐、大豆、卵といったお財布に優しい食材は、
じつは高たんぱく質で低糖質のスグレモノ。クセのない味わいは
どんな料理にも使いやすくて、かさ増しにぴったりです。

バタポン味でほどよくさっぱり。
豆肉でもお試しを

## 厚揚げの牛肉巻き

| たんぱく質 | 鉄 |
| --- | --- |
| 26.9g | 3.7mg |
| 脂質 | 糖質 |
| 24.0g | 2.2g |

### 材料（2人分）

牛もも薄切り肉 …… 150g
塩、こしょう …… 各少々
厚揚げ …… 1枚
しょうゆ …… 小さじ1
オリーブオイル …… 小さじ1
A［バター …… 小さじ2
　 ポン酢しょうゆ …… 大さじ1 1/2

### 作り方

1 牛肉は塩、こしょうをふる。厚揚げは8等分の棒状に切り、しょうゆをからめ、牛肉1/8量で厚揚げ1切れを巻く。残りも同様に計8本作る。

2 フライパンにオリーブオイルを熱し、❶を巻き終わりを下にして入れ、弱めの中火で表面全体を焼き、フタをして2分蒸し焼きにする。中まで火が通ったらAを加えて中火でからめる。

**POINT**

牛肉の巻き終わりを下にして焼くことで、とじ目をくっつける。こうするとタレをからめても肉が厚揚げからはがれない。

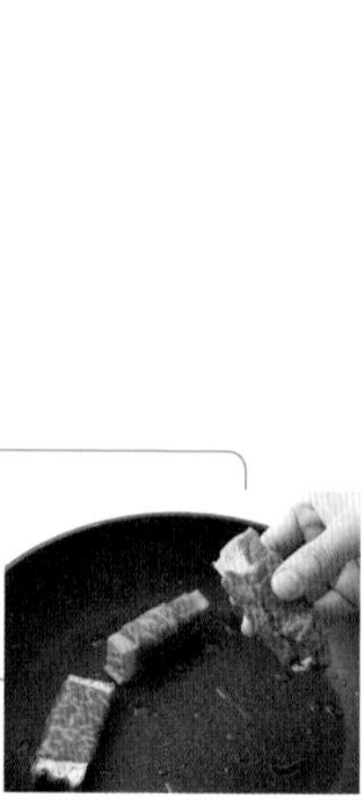

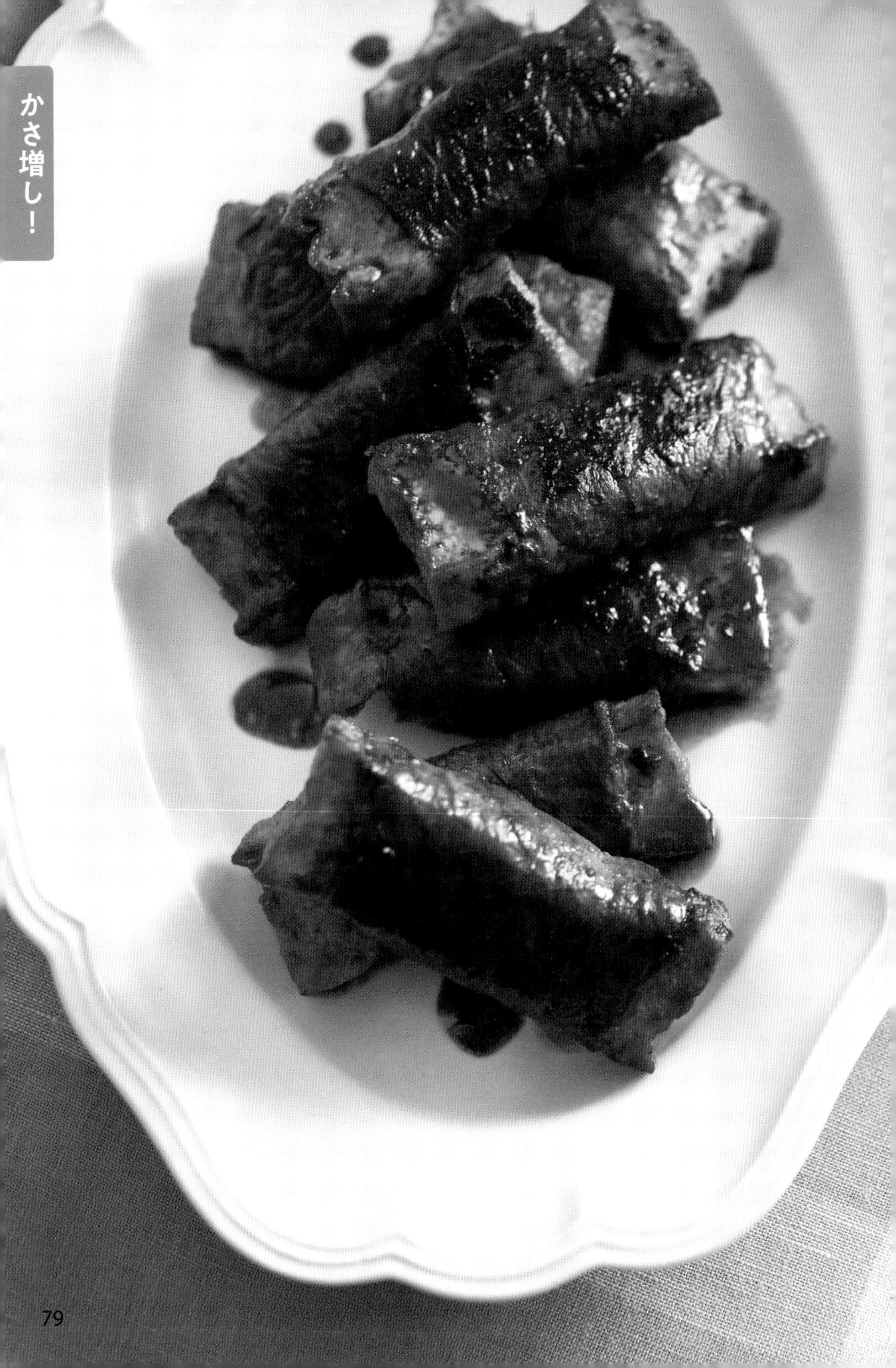

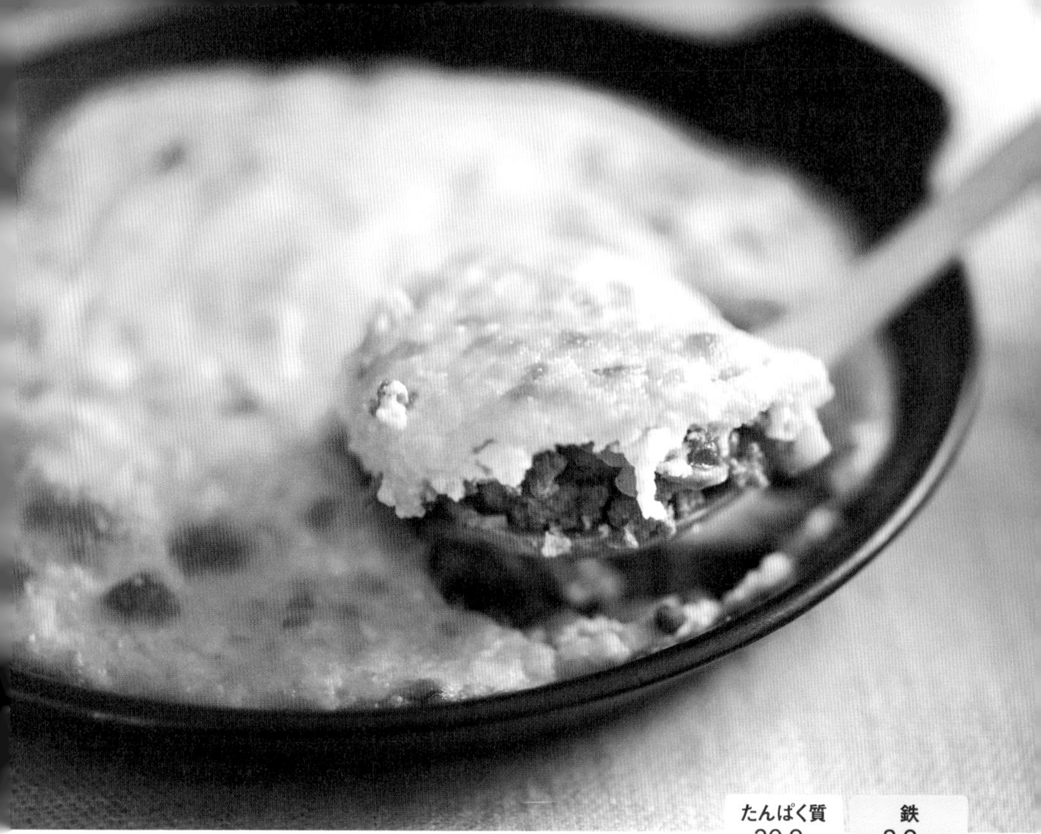

| たんぱく質 | 鉄 |
| --- | --- |
| 30.2g | 3.2mg |
| 脂　質 | 糖　質 |
| 30.9g | 3.2g |

濃厚な豆腐クリームはホワイトソースの代用におすすめ

# 牛ひき肉の豆腐クリーム焼き

**材料**（２人分）

牛ひき肉 …… 200 g
まいたけ …… １パック
バター …… 大さじ１
にんにくのみじん切り
　…… 1/2かけ分
塩 …… 小さじ1/3
こしょう …… 少々
A
　絹ごし豆腐
　　…… 小１丁
　卵黄 …… １個分
　生クリーム …… 大さじ３
　塩 …… 小さじ1/4
　こしょう …… 少々
パルメザンチーズ …… 大さじ１

**作り方**

1 まいたけは粗みじん切りにする。

2 フライパンにバターを中火で溶かし、ひき肉を炒め、にんにくと❶を加えてさらに炒め、塩、こしょうを加える。耐熱皿に移し入れる。

3 **A**は豆腐をつぶして残りの材料を加えて混ぜ、❷にかけ、パルメザンチーズを散らして220℃のオーブンで20分焼く。

※オーブントースターの場合も同様に20分焼く。途中、焦げそうになったらアルミ箔をかぶせる。

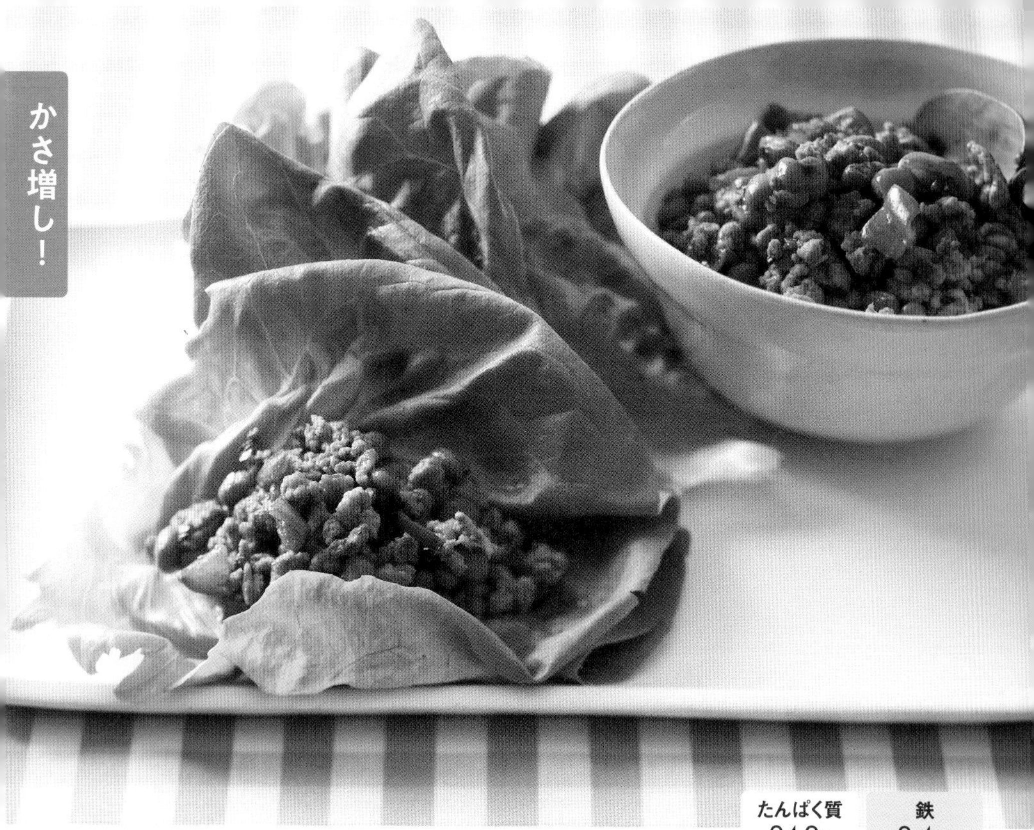

| たんぱく質 | 鉄 |
| --- | --- |
| 24.2g | 3.4mg |
| 脂 質 | 糖 質 |
| 12.9g | 4.8g |

豚肉、納豆のコラボでたんぱく質と鉄をしっかり!

# 豚ひきと納豆のピリ辛炒め

**材料**（2人分）

豚赤身ひき肉 …… 150g
ごま油 …… 小さじ2
A ┌ 長ねぎの粗みじん切り …… 5cm分
  └ 豆板醤 …… 小さじ1/2
納豆 …… 2パック
ピーマン …… 1個
B ┌ しょうゆ …… 小さじ1
  │ 酒 …… 小さじ1
  └ みそ …… 小さじ1
サラダ菜 …… 10枚

**作り方**

1 ピーマンは1cm角に切る。

2 フライパンにごま油を熱し、中火でひき肉を炒め、肉の色が変わったらAを加えてさらに炒める。長ねぎの香りが立ったら❶、納豆、Bを加えて炒め合わせる。

3 器に❷を盛ってサラダ菜を添える。サラダ菜に包んで食べる。

*MEMO*

大豆が原料の納豆、みそはたんぱく質、鉄の供給源。植物性食品由来の非ヘム鉄はビタミンCが豊富な葉野菜や動物性たんぱく質と一緒にとることで、吸収率がアップします。

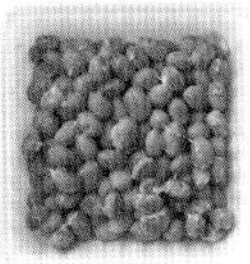

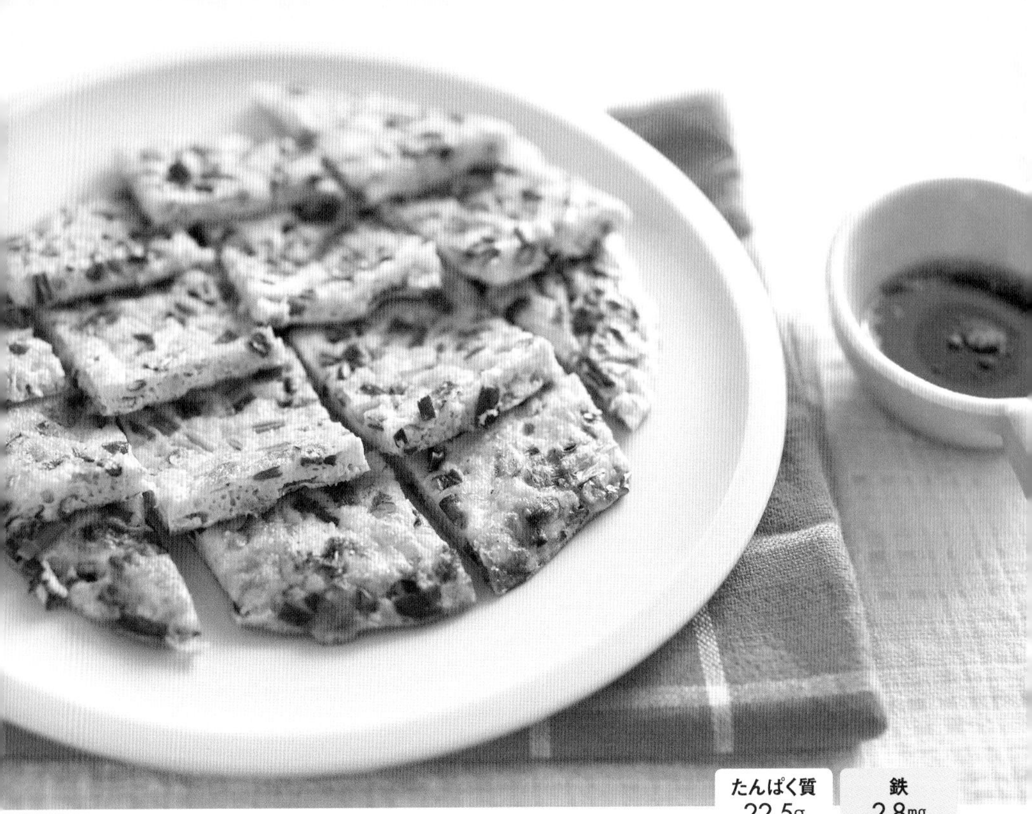

| たんぱく質 | 鉄 |
|---|---|
| 22.5g | 2.8mg |
| **脂　質** | **糖　質** |
| 25.6g | 1.6g |

小麦粉不使用！ カリッとした香ばしさがたまらない

# チヂミ風卵焼き

**材料**（2人分）

卵 …… 5個
ツナ缶（オイル漬け） …… 小1缶
A 万能ねぎの小口切り …… 1/2束分
A こしょう …… 少々
オリーブオイル …… 小さじ2
B しょうゆ …… 小さじ2
B 酢 …… 小さじ1
B ごま油 …… 小さじ1/2
B いり白ごま …… 少々

**作り方**

1 ボウルに卵を溶きほぐし、缶汁をきったツナ、**A**を加えて混ぜる。

2 小さめのフライパンにオリーブオイル小さじ1を熱し、❶の半量を流し入れて弱火で表面が少し乾くまで焼く。裏返してさっと焼いて取り出す。残りも同様に計2枚焼いて食べやすく切る。

3 器に❷を盛り、混ぜ合わせた**B**を添える。

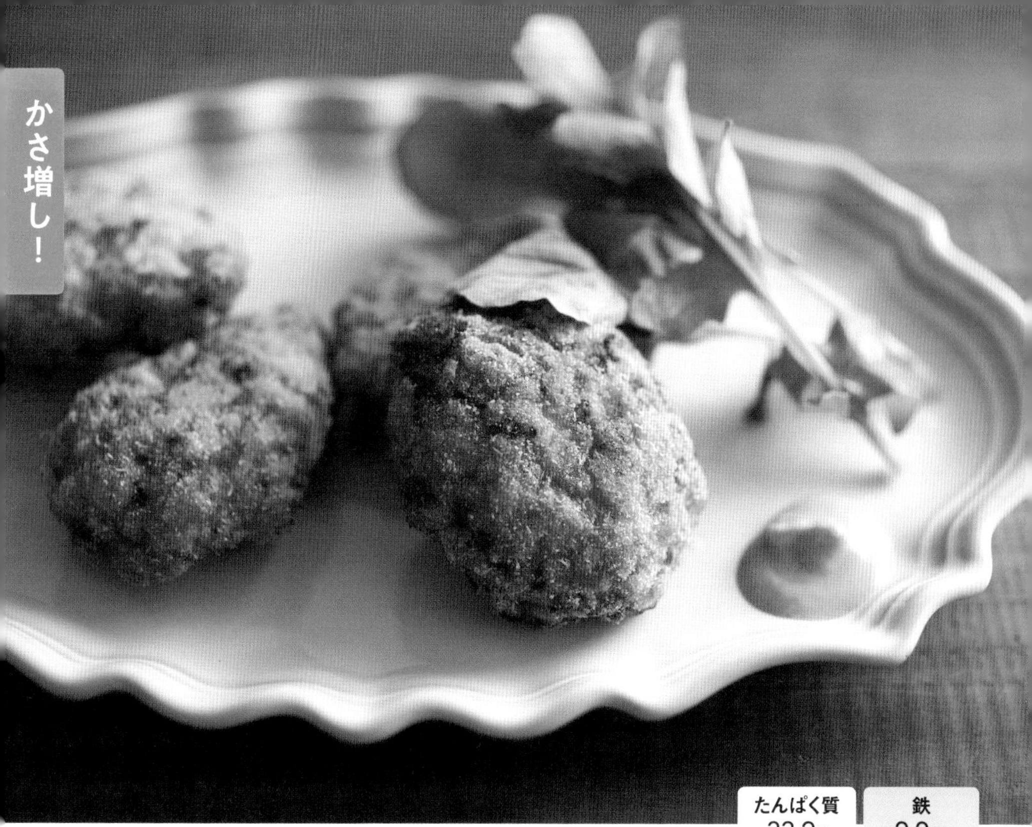

| たんぱく質 | 鉄 |
|---|---|
| 33.2g | 2.2mg |
| 脂質 | 糖質 |
| 24.7g | 3.8g |

おからパウダーの衣がサックサク

# 大豆入りナゲット

## 材料（2人分）

鶏むねひき肉 …. 200 g
蒸し大豆または水煮大豆 …. 80 g

A
- 溶き卵 …. 1/2個分
- 塩 …. 小さじ1/4
- こしょう …. 少々

B
- 玉ねぎのみじん切り …. 30 g
- パルメザンチーズ …. 小さじ2

溶き卵 …. 1/2個分
おからパウダー …. 10 g
オリーブオイル …. 適量

C
- クレソン、マスタード …. 各適量

## 作り方

1 ポリ袋に大豆を入れて粗く押しつぶす。

2 ひき肉に**A**を加えて粘りが出るまで混ぜ、❶と**B**を加えて混ぜる。8等分にして楕円形に整え、溶き卵、おからパウダーの順に衣をつける。

3 フライパンにオリーブオイルを1㎝深さほど入れて150℃に熱し（縁から少し泡が出るくらい）、❷を入れて弱めの中火で両面を5分ずつ揚げ焼きにする。器に盛り、**C**を添える。

**POINT**

蒸し大豆または水煮大豆はポリ袋に入れて、手のひらで押しつぶす。食感のアクセントになるので少し粒を残す程度にする。

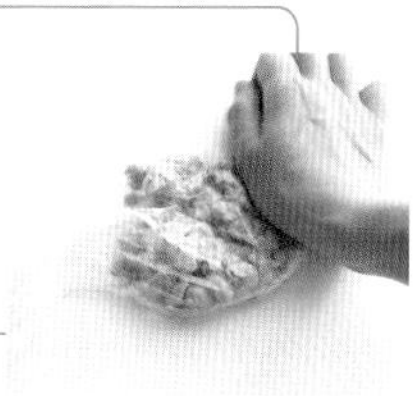

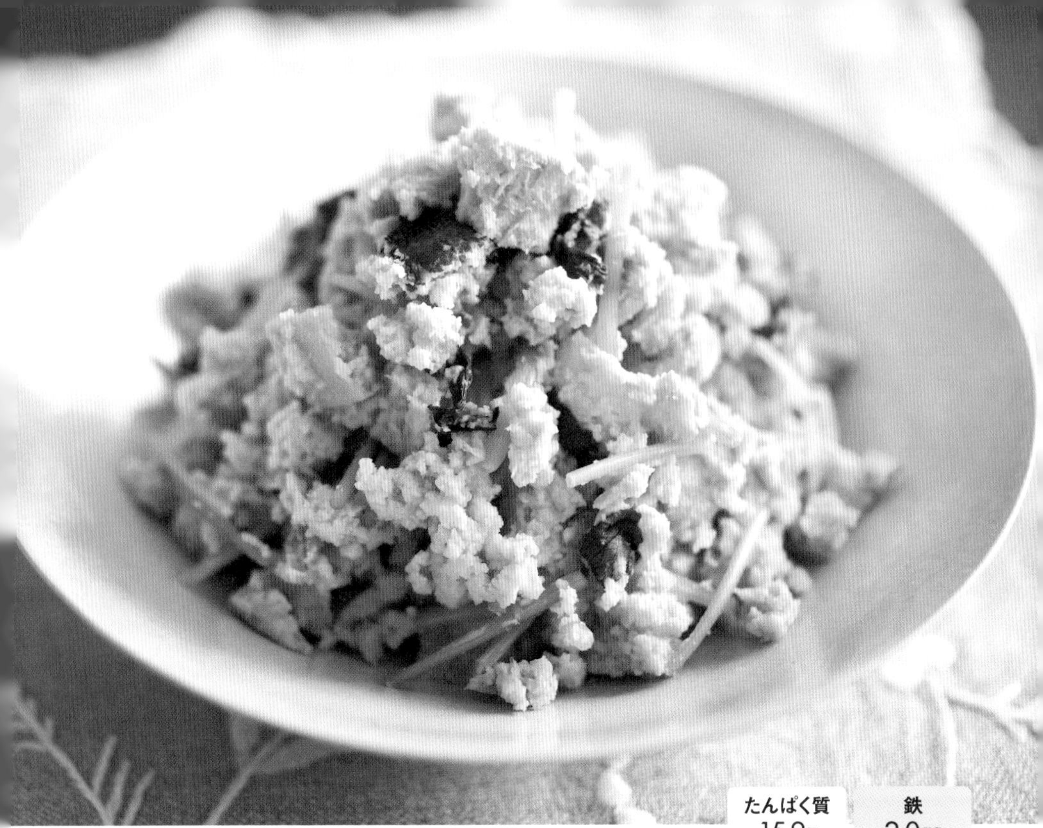

| たんぱく質 | 鉄 |
| --- | --- |
| 15.9g | 2.0mg |
| 脂　質 | 糖　質 |
| 18.6g | 1.8g |

卵をからめたしっとり食感で食べやすい

# ツナと卵のおから煮

**材料**（2人分）

ツナ缶（オイル漬け）…… 小1缶
みつば …… 30 g
卵 …… 2個
おから …… 100 g
オリーブオイル …… 小さじ2
A
- 水 …… 1/2カップ
- しょうゆ …… 小さじ1 1/2
- ラカントS …… 小さじ1
- 塩 …… 少々

**作り方**

1 みつばは3㎝長さに切る。卵は割りほぐす。

2 フライパンにオリーブオイルを熱して中火でおからを炒め、缶汁をきったツナ、**A**を加えて混ぜながら中火で2～3分煮る。溶き卵を回し入れ、みつばを加えて混ぜながらさっと火を通す。

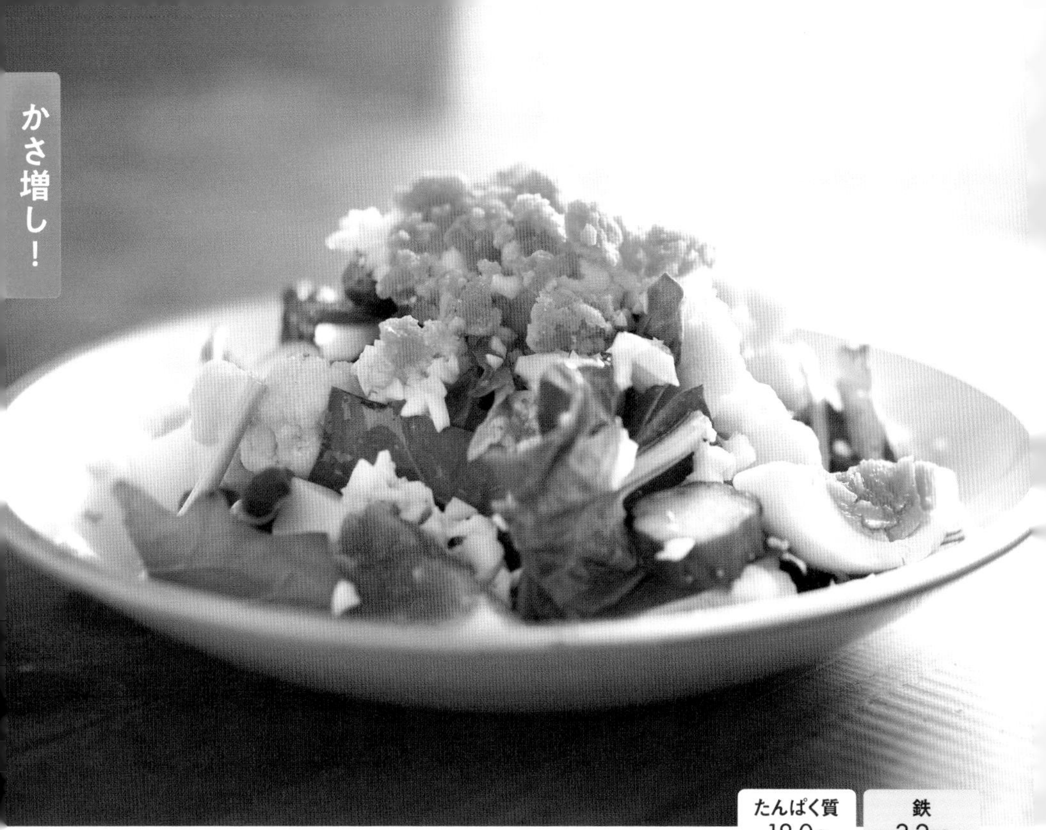

| たんぱく質 | 鉄 |
| --- | --- |
| 18.0g | 3.2mg |
| **脂質** | **糖質** |
| 19.1g | 2.7g |

みじん切りのゆで卵がドレッシングとなじんでコクうま

# ダブル卵サラダ

**材料**（2人分）

ゆで卵 …. 5個
カリフラワー …. 100 g
サラダ用ほうれん草※ …. 50 g
きゅうり …. 1本
A
- オリーブオイル …. 大さじ1
- 酢 …. 小さじ2
- 塩 …. 小さじ1/5
- こしょう …. 少々

**作り方**

1 カリフラワーは小房に分けてゆでる。ほうれん草は3cm長さに切る。きゅうりは8mm厚さの輪切りにする。ゆで卵3個はくし形切りにし、残り2個は白身と黄身に分け、それぞれみじん切りにする。

2 器に❶の野菜とくし形切りのゆで卵を盛り、上からみじん切りのゆで卵を散らし、混ぜ合わせた**A**をかける。

※サラダ用ほうれん草は、生でもおいしく食べられるようにアクを少なく、葉や茎を柔らかく改良したもの。

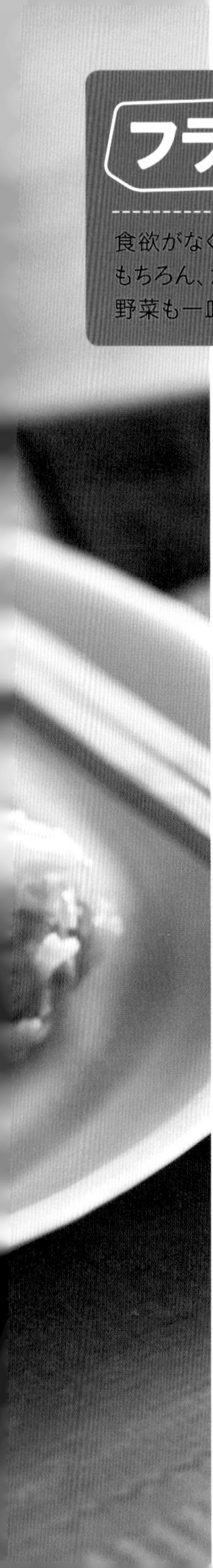

# フライパンで！さっぱり蒸しおかず

食欲がなくても食べやすい、さっぱりとした蒸しおかずです。
もちろん、たんぱく質はしっかり！
野菜も一皿でとれるから栄養バランスもバッチリです。

| たんぱく質 | 鉄 | 脂質 | 糖質 |
| --- | --- | --- | --- |
| 35.0g | 1.8mg | 13.4g | 7.0g |

えのきの皮ならうま味たっぷりで低糖質

## えのきシューマイ

**材料**（2人分）

豚赤身ひき肉 …… 300ｇ
えのきだけ …… 1/2袋（80ｇ）
片栗粉 …… 大さじ1

A
- 溶き卵 …… 1/2個分
- しょうがのすりおろし …… 1/4かけ分
- 片栗粉、しょうゆ、酒 …… 各小さじ1
- 塩 …… 小さじ1/5
- こしょう …… 少々

ごま油 …… 小さじ1

**作り方**

1 えのきの軸30ｇはみじん切りにし、残りのえのきは1㎝長さに切って片栗粉と混ぜる。

2 ボウルにひき肉、**A**を入れて粘りが出るまで混ぜ、ごま油とみじん切りにしたえのきを加えて混ぜる。10等分にして丸め、片栗粉を混ぜた1㎝長さのえのきを軽く押さえつけながらまぶす。

3 フライパンにごま油少々（分量外）をひき、❷を並べて中火にかけ、縁から水1/2カップ（分量外）を注いでフタをする。煮立ったら弱火にして15分蒸す。

**POINT**

えのきは片栗粉と混ぜておくと肉だねにはりつきやすくなる。手で軽く押さえるとつけやすい。

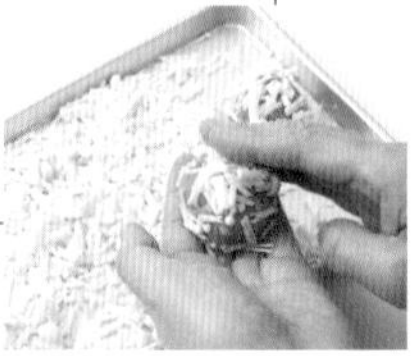

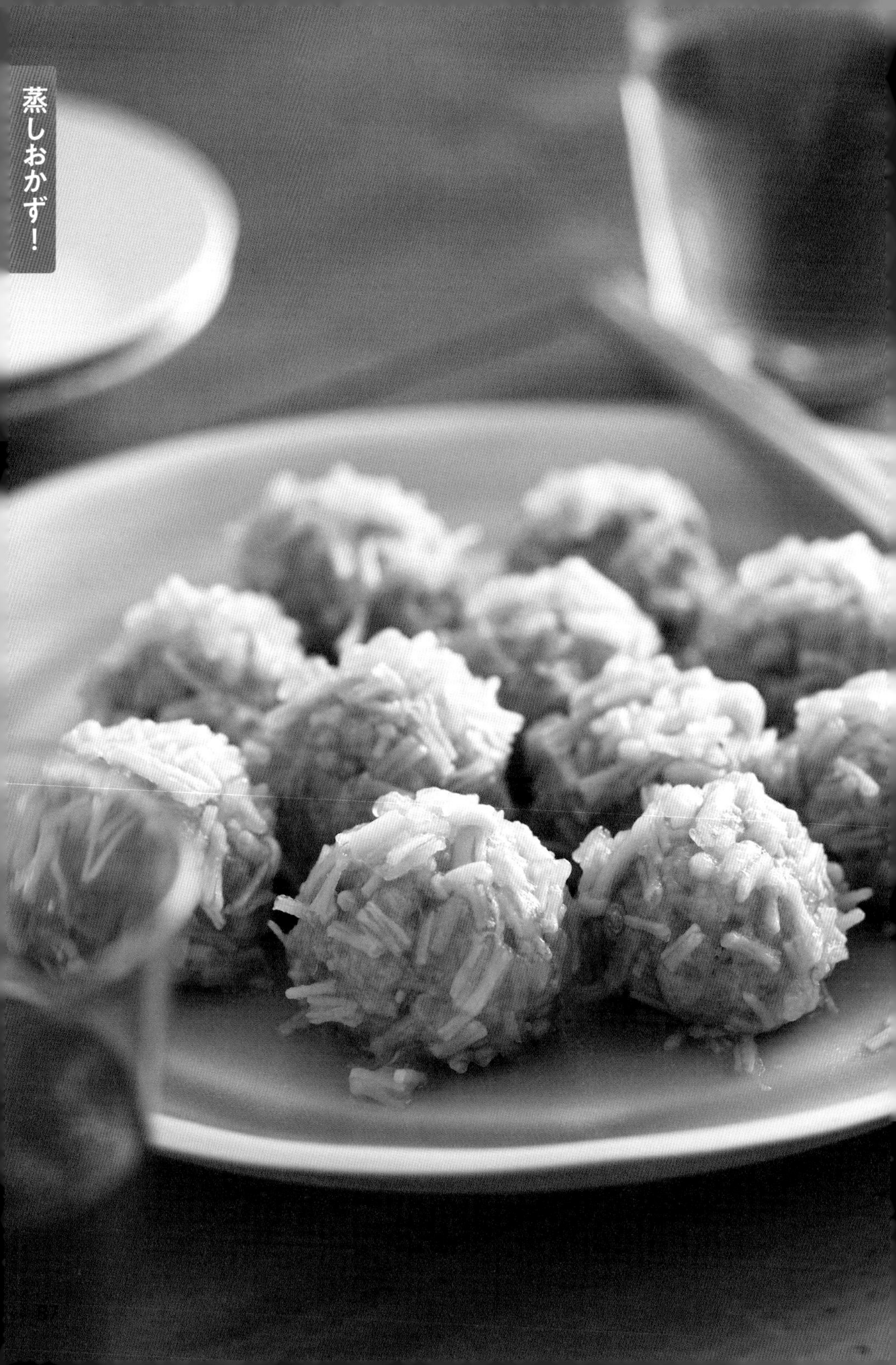

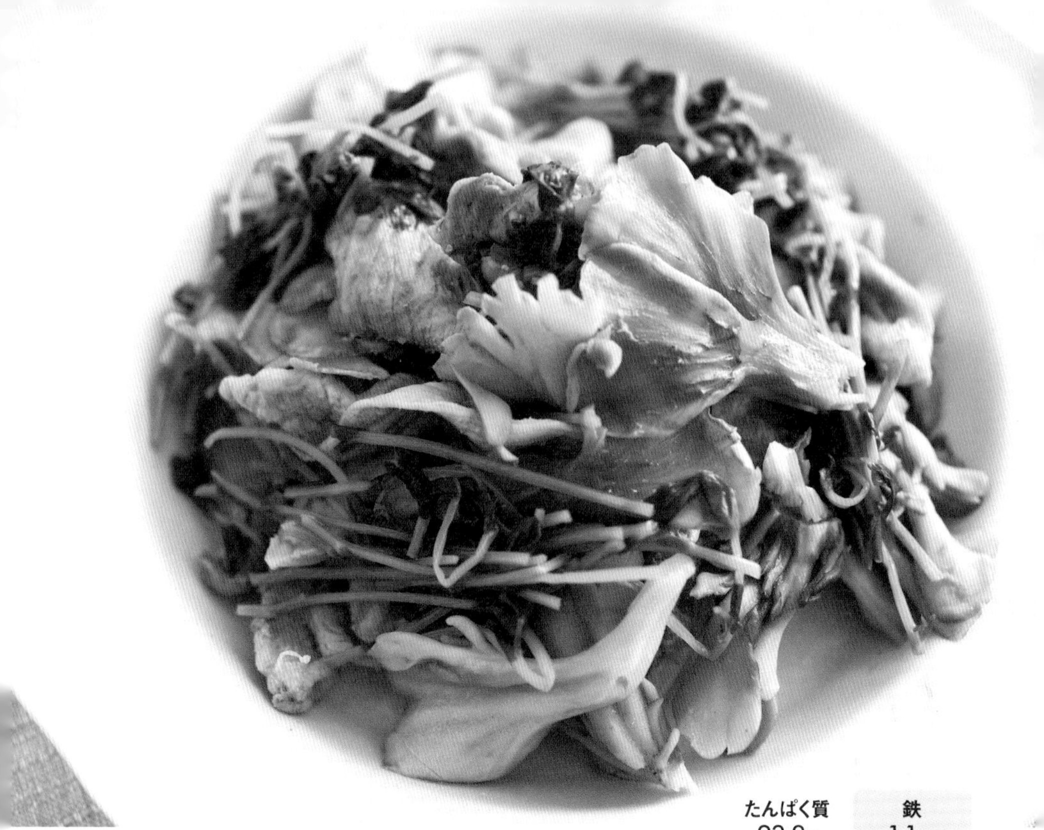

| たんぱく質 | 鉄 |
|---|---|
| 23.8g | 1.1mg |
| 脂　質 | 糖　質 |
| 8.3g | 2.5g |

まいたけの酵素のパワーで豚肉が柔らかく！

# 豚肉のまいたけ蒸し

**材料**（２人分）

豚もも薄切り肉 …. 200ｇ
塩 …. 小さじ1/6
まいたけ …. １パック（100ｇ）
豆苗 …. 1/2パック（50ｇ）
ごま油 …. 小さじ１
A［酒 …. 小さじ２
　 水 …. 大さじ３
ポン酢しょうゆ …. 大さじ１ 1/2

**作り方**

1 豚肉は食べやすく切って塩をふる。まいたけは小房に分ける。豆苗は長さを３等分に切る。

2 フライパンに豆苗を広げ、まいたけ、豚肉の順に重ねてごま油をふりかける。中火にかけ、縁から混ぜ合わせた**A**を入れ、フタをしてフライパンが熱くなったら弱火にして10分蒸す。器に盛り、ポン酢しょうゆをかける。

**POINT**

豚肉とまいたけが重なるようにして10分ほどおくと、まいたけのたんぱく質分解酵素の働きで肉が柔らかくなる。

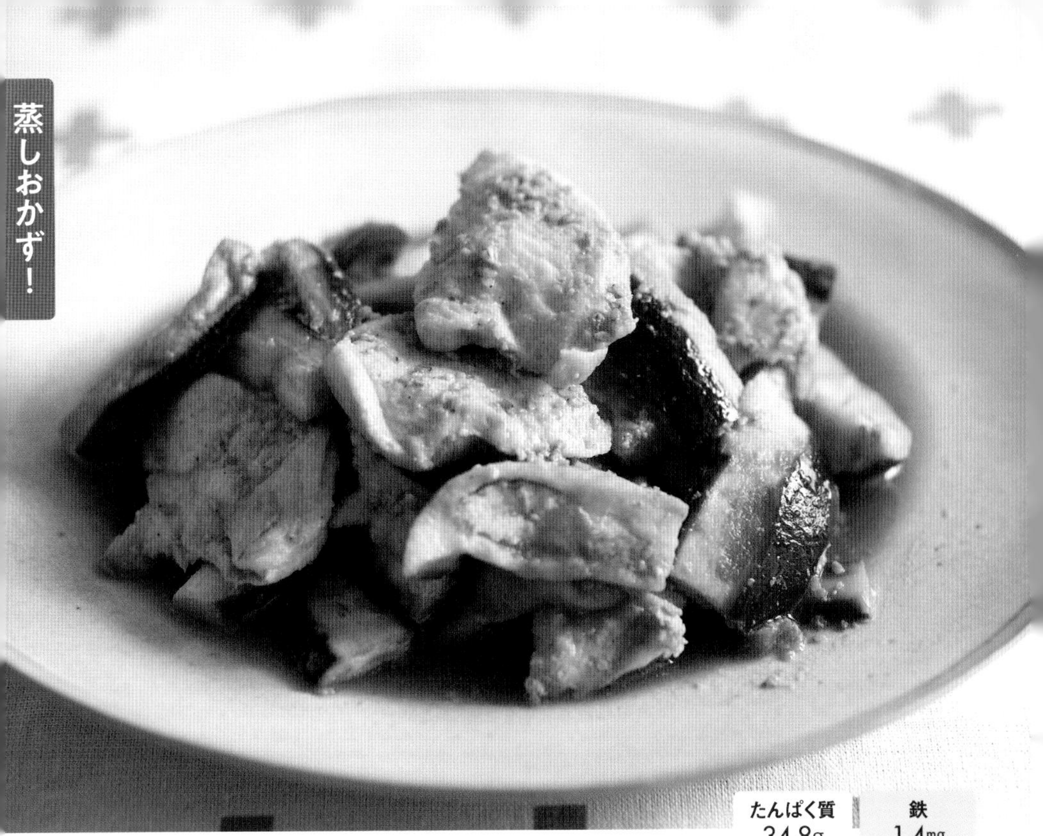

| たんぱく質 | 鉄 |
|---|---|
| 34.8g | 1.4mg |
| **脂　質** | **糖　質** |
| 13.4g | 5.0g |

鶏肉は片栗粉入りの下味をつけておくと、味がしみるうえしっとり

# 鶏肉となすのごまだれ蒸し

**材料**（２人分）

鶏むね肉 …… 大１枚（300ｇ）
なす …… ２本

**A**
- すり白ごま …… 大さじ１ 1/2
- しょうゆ、酒 …… 各大さじ１ 1/3
- ラカントＳ …… 小さじ２
- ごま油 …… 小さじ１
- 片栗粉 …… 小さじ1/2
- 塩 …… 少々

**作り方**

1 鶏肉は一口大のそぎ切りにする。なすは皮を縞目にむいて短冊切りにする。

2 フライパンに鶏肉を入れて**A**をからめ、なすを加えてさっと混ぜる。

3 ❷を中火にかけてフタをし、フライパンが熱くなったら弱火にして10分蒸す。

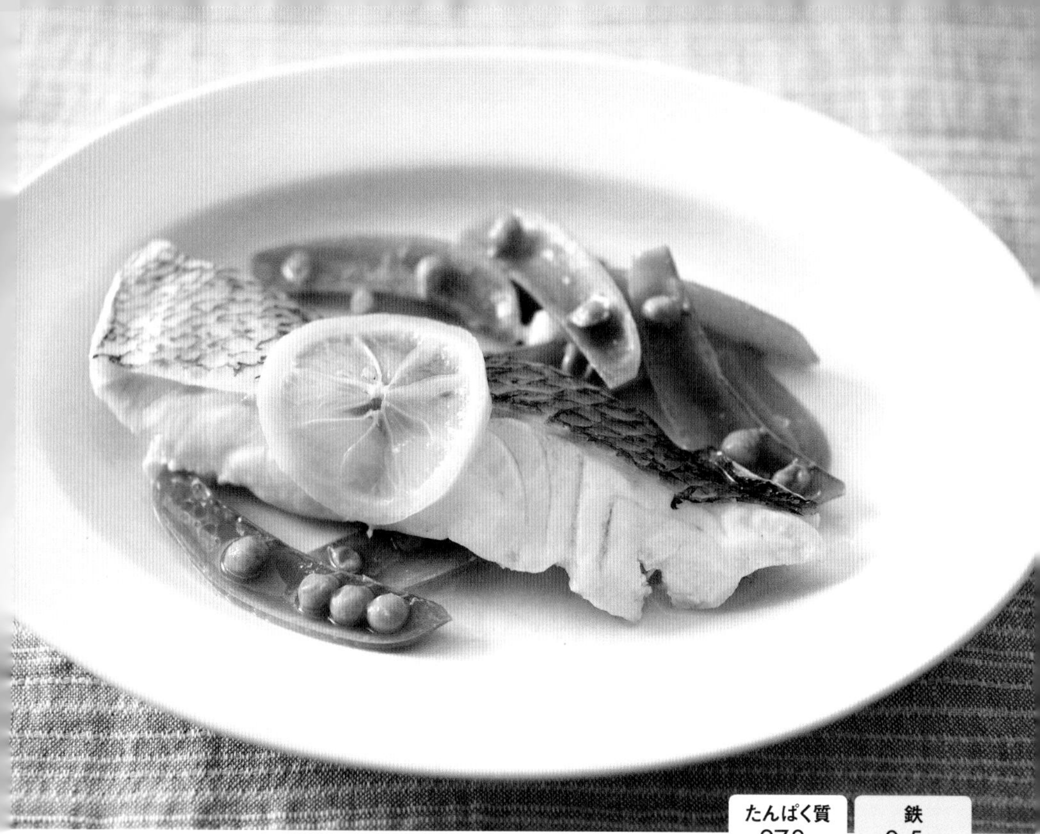

| たんぱく質 | 鉄 |
| --- | --- |
| 27.8g | 0.5mg |
| 脂　質 | 糖　質 |
| 13.7g | 3.3g |

レモンの酸味がさわやか！ かじきやたらでも美味

# 白身魚のレモンオイル蒸し

**材料**（２人分）

鯛の切り身 …. 大２切れ
塩 …. 小さじ1/3
こしょう …. 少々
スナップエンドウ …. 60 g
A ┌ オリーブオイル …. 大さじ１
　│ 白ワイン …. 小さじ２
　└ レモンの搾り汁 …. 小さじ１強
レモンの輪切り …. ２枚

**作り方**

1 スナップエンドウは縦半分に割る。鯛は塩、こしょうをふる。

2 フライパンに**A**を入れて混ぜ、鯛を並べてレモンをのせる。フタをして中火にかけ、煮立ったら弱火にして８分蒸す。空いている所にスナップエンドウを入れ、再びフタをしてさらに３分蒸す。

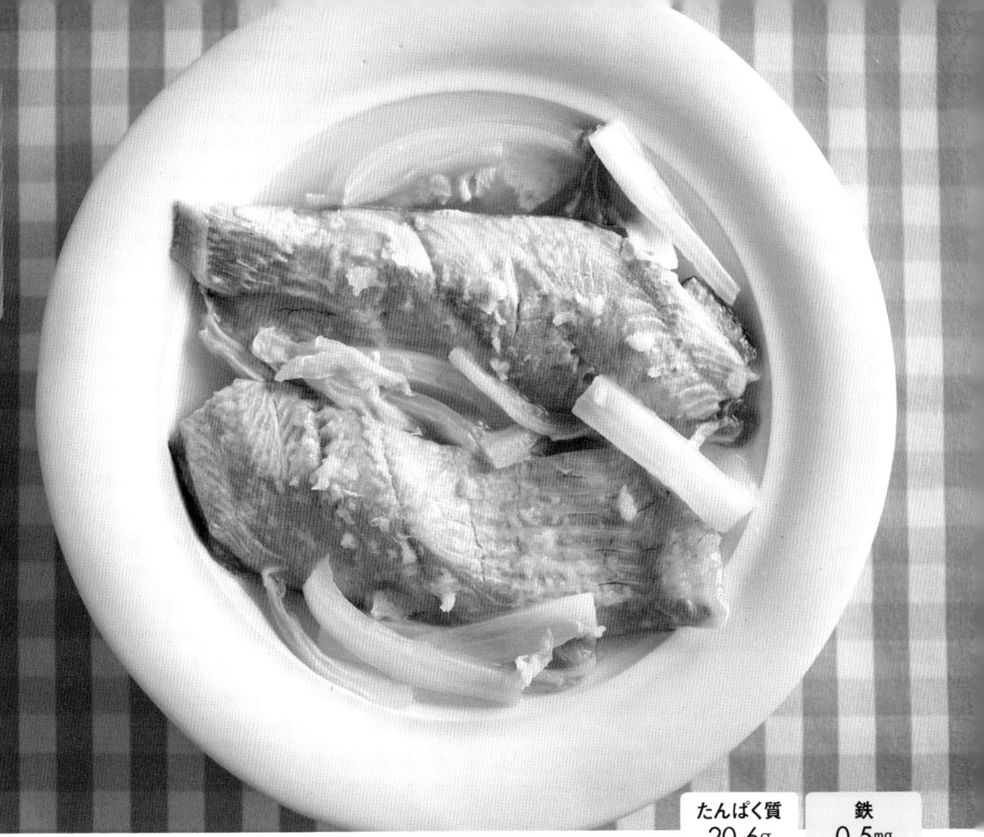

| たんぱく質 | 鉄 |
| --- | --- |
| 20.6g | 0.5mg |
| **脂　質** | **糖　質** |
| 16.6g | 1.4g |

しょうががピリッと効いた煮物風

# 鮭と白菜のしょうが蒸し

**材料**（２人分）

生鮭の切り身 …. ２切れ
塩 …. 少々
白菜 …. 大１枚

A
- しょうがのすりおろし …. 1/2かけ分
- だし汁 …. 大さじ２
- 酢 …. 大さじ１
- ラカントＳ …. 小さじ１
- 塩 …. 小さじ1/4

**作り方**

1. 鮭は塩をふる。白菜は大きめの短冊切りにする。
2. フライパンに白菜を広げてその上に鮭をのせ、混ぜ合わせた**A**を回しかける。フタをして中火にかけ、煮立ったら弱火にして10分蒸す。

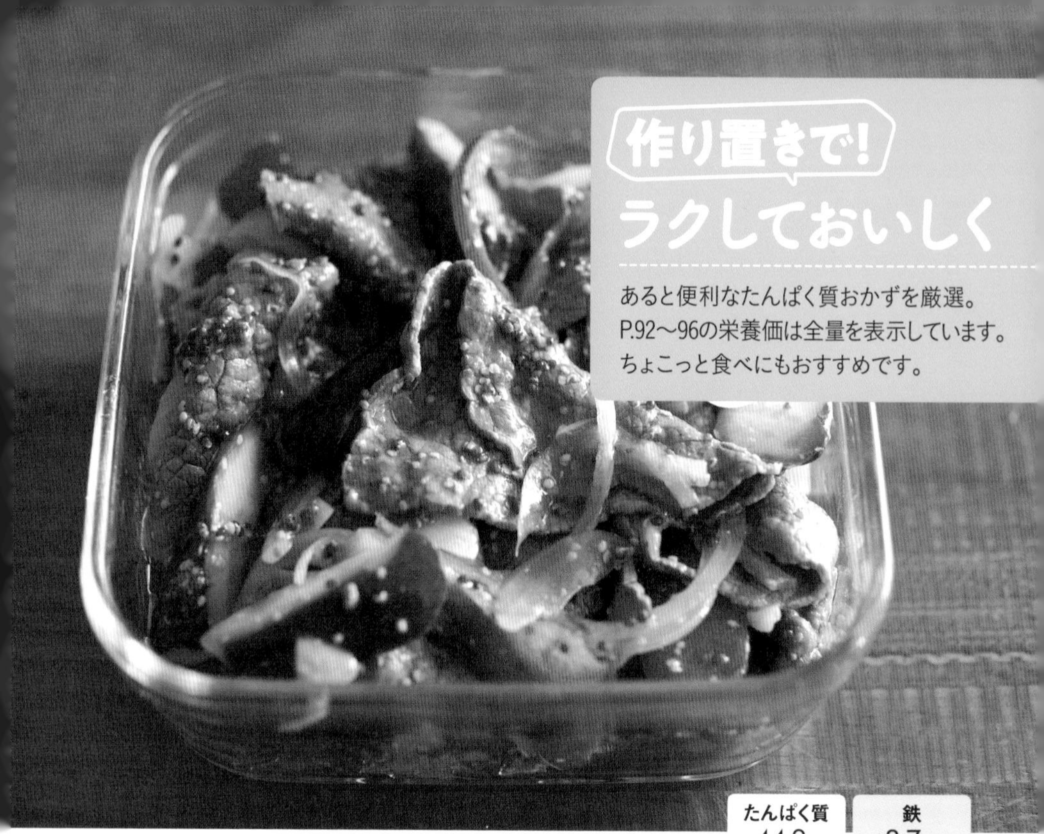

## 作り置きで!
# ラクしておいしく

あると便利なたんぱく質おかずを厳選。
P.92～96の栄養価は全量を表示しています。
ちょこっと食べにもおすすめです。

少量のパスタとからめて手軽な食事にも

## 牛肉のマリネ

保存期間
冷蔵で
3日

| たんぱく質 | 鉄 |
| --- | --- |
| 44.2g | 3.7mg |
| **脂　質** | **糖　質** |
| 46.9g | 10.8g |

※全量の栄養価

### 材料（作りやすい分量）

牛もも薄切り肉 …. 200 g
きゅうり …. 1本
塩 …. 少々
玉ねぎ …. 30 g
パプリカ …. 1/4個
A
- オリーブオイル …. 大さじ2
- 粒マスタード …. 大さじ1
- ウスターソース …. 小さじ1
- 塩 …. 小さじ1/6

### 作り方

1 鍋に熱湯を沸かして牛肉をさっとゆで、水けをふき取り、食べやすく切る。きゅうりは乱切りにして塩をふり、10分ほどおいて水けをきる。玉ねぎは薄切りにして水にさっとさらし、水けをきる。パプリカは千切りにする。

2 保存容器に**A**を混ぜ合わせ、牛肉を入れてあえ、きゅうり、玉ねぎ、パプリカを加えて混ぜる。

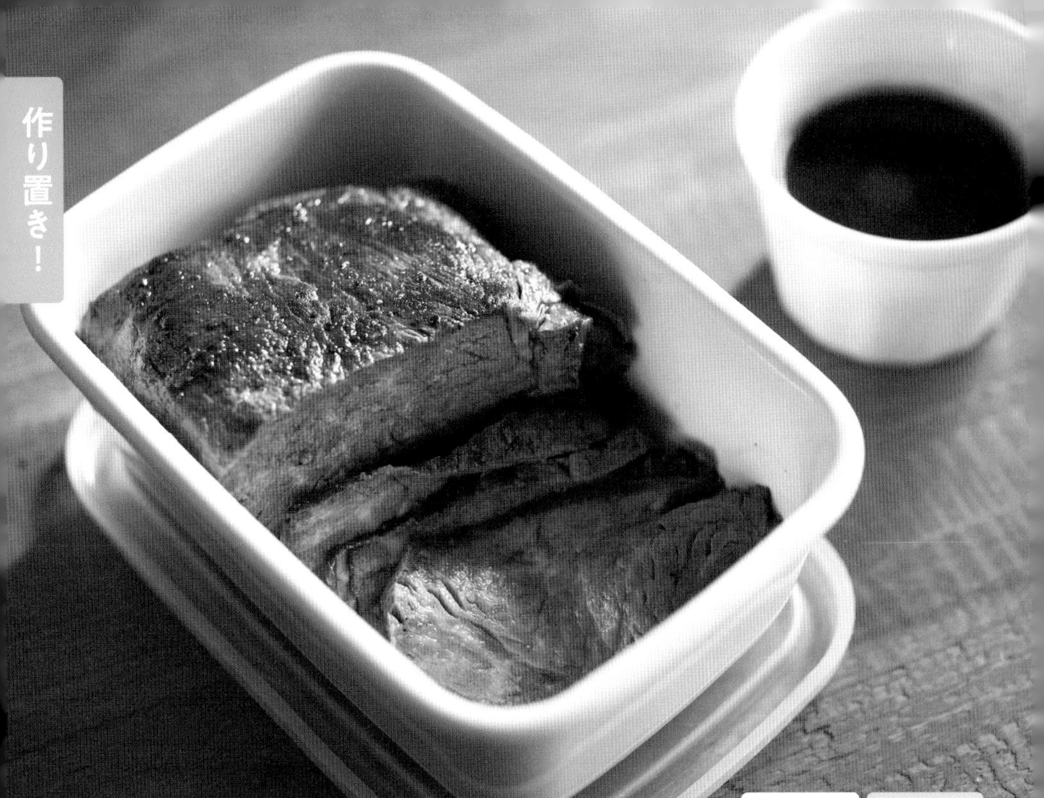

そのままはもちろん、サラダにも

# フライパンローストビーフ

保存期間
冷蔵で3日

| たんぱく質 | 鉄 | 脂質 | 糖質 |
|---|---|---|---|
| 64g | 4.4mg | 37.8g | 5.5g |

※全量の栄養価

## 材料（作りやすい分量）

牛ももかたまり肉 …. 300 g
塩 …. 小さじ1/2弱
こしょう …. 少々
オリーブオイル …. 小さじ2
にんにくの薄切り
…. 1/2かけ分
酒 …. 大さじ1
A
しょうゆ …. 大さじ1 1/2
ラカントS …. 小さじ1
レモンの搾り汁 …. 小さじ1

## 作り方

1 牛肉は室温に1時間ほどおいて塩、こしょうをすりこむ。

2 フライパンにオリーブオイルとにんにくを入れて中火で熱し、にんにくがきつね色になったら取り出す。❶を入れて表面全体に焼き色をつけ、弱火にしてにんにくを肉の上にのせてフタをし、上下を8分ずつ蒸し焼きにする。

3 肉とにんにくを取り出してアルミ箔で包み、30分おく。肉は保存容器に移し入れ、にんにくはみじん切りにする。

4 ❷のそのままのフライパンで酒、A、アルミ箔内の肉汁、にんにくを煮立てる。冷まして器に移してラップでフタをする。

POINT

表面に焼き色をつけたら、フタをして蒸し焼きにすると早く火が通る。にんにくは焦げないように肉の上にのせる。

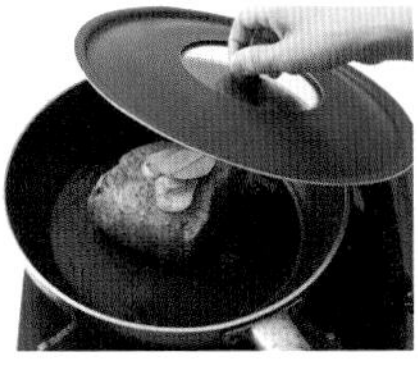

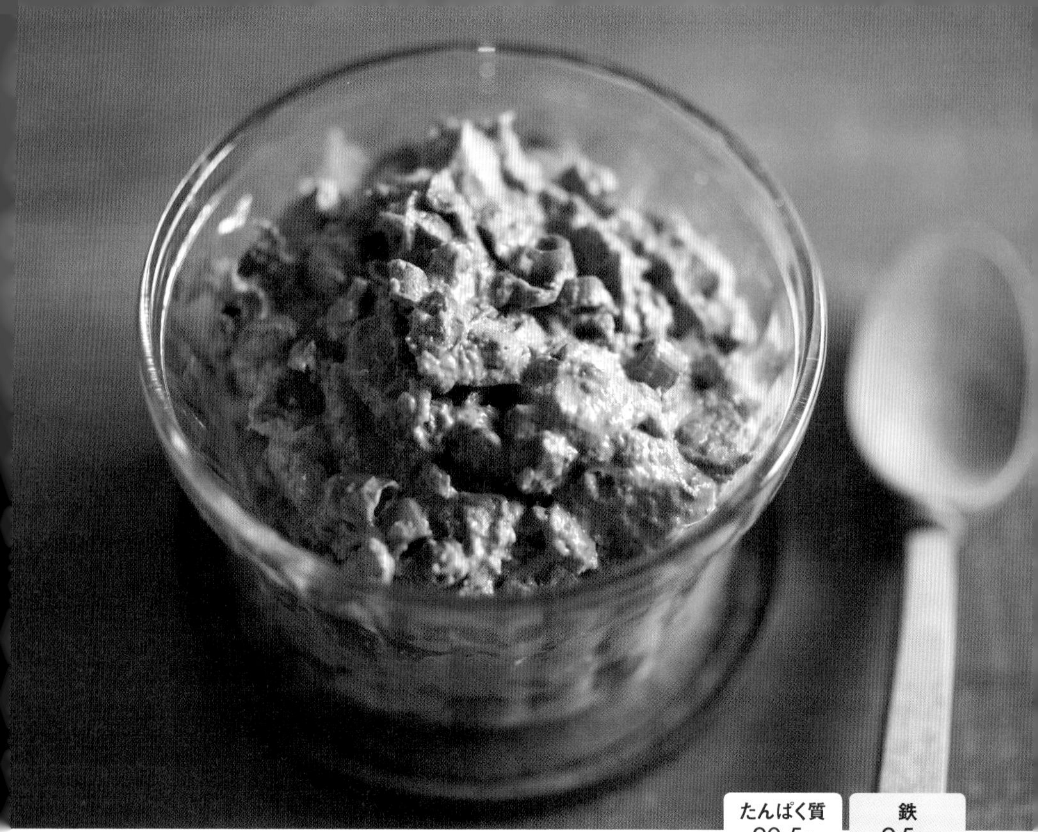

| たんぱく質 | 鉄 |
| --- | --- |
| 20.5g | 9.5mg |
| 脂　質 | 糖　質 |
| 15.6g | 5.7g |

※全量の栄養価

焼き鳥レバーと生クリームを混ぜるだけ

# レバーペースト

保存期間
冷蔵で2日
冷凍で2週間

## 材料（作りやすい分量）

焼き鳥のレバー（たれ）…… 2本
A ┌ 生クリーム …… 大さじ2
　│ すり白ごま …… 小さじ1 1/2
　└ 塩、こしょう …… 各少々
万能ねぎの小口切り …… 4本分

## 作り方

1 レバーは串を除いてつぶし、Aを加えて混ぜ、万能ねぎを加えてさらに混ぜる。

2 保存容器に移し入れる。

＼POINT／

レバーはスプーンの背で押すとつぶしやすい。好みで粒を残してもおいしい。

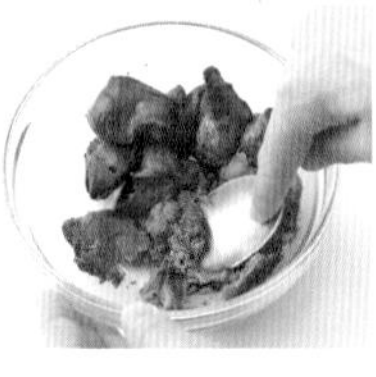

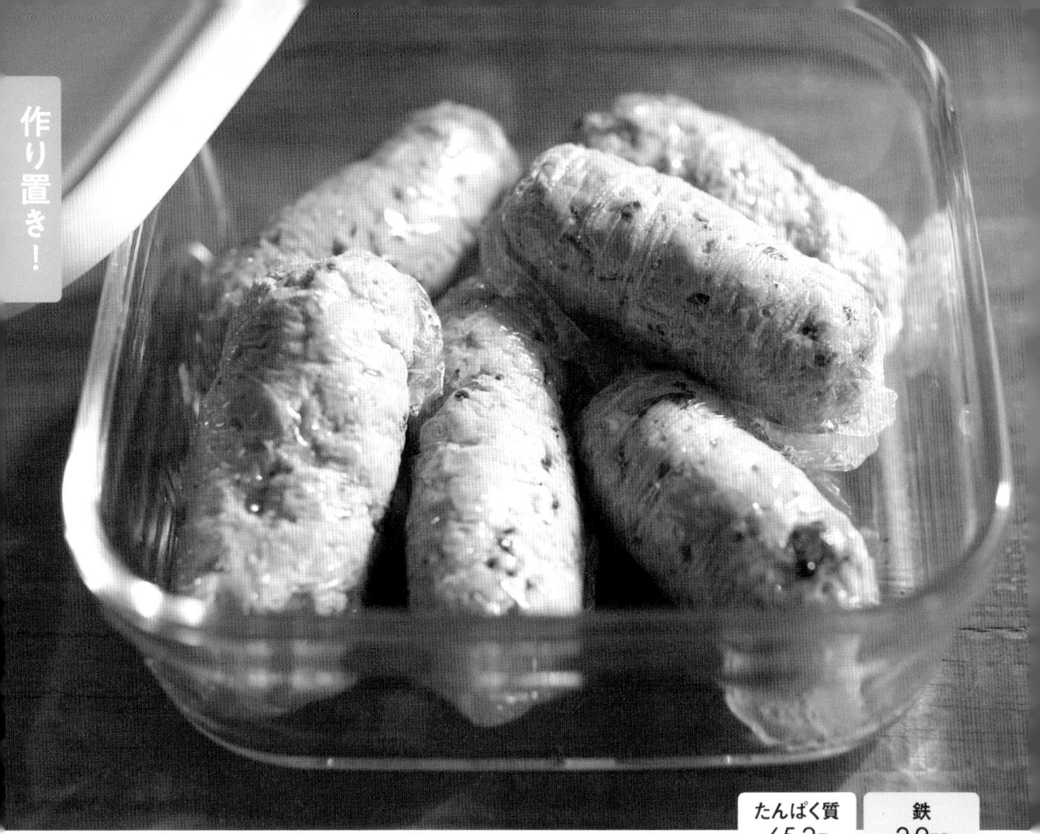

| たんぱく質 | 鉄 |
| --- | --- |
| 65.2g | 2.9mg |
| 脂質 | 糖質 |
| 18.1g | 5.3g |

※全量の栄養価

保存期間
冷蔵で4日
冷凍で3週間

たんぱく質ぎっしりなのは、手作りならでは

# 蒸しソーセージ

**材料**（作りやすい分量・6本分）

豚赤身ひき肉 …… 300 g
A［塩 …… 小さじ1/2
　こしょう、ナツメグ …… 各少々
B［玉ねぎのすりおろし …… 30 g
　片栗粉 …… 小さじ1/2
　にんにくのすりおろし …… 少々
パセリのみじん切り …… 大さじ 2

**作り方**

1 ボウルにひき肉と**A**を入れて粘りが出るまで混ぜ、**B**を加えてさらに混ぜ、最後にパセリを加えて混ぜる。

2 ラップに1/6量ずつのせて棒状に包み、ラップの両端をひねって留める。耐熱皿の縁に沿って並べ、蒸気が上がった蒸し器で10分蒸す。

3 粗熱を取り、保存容器に移し入れる。

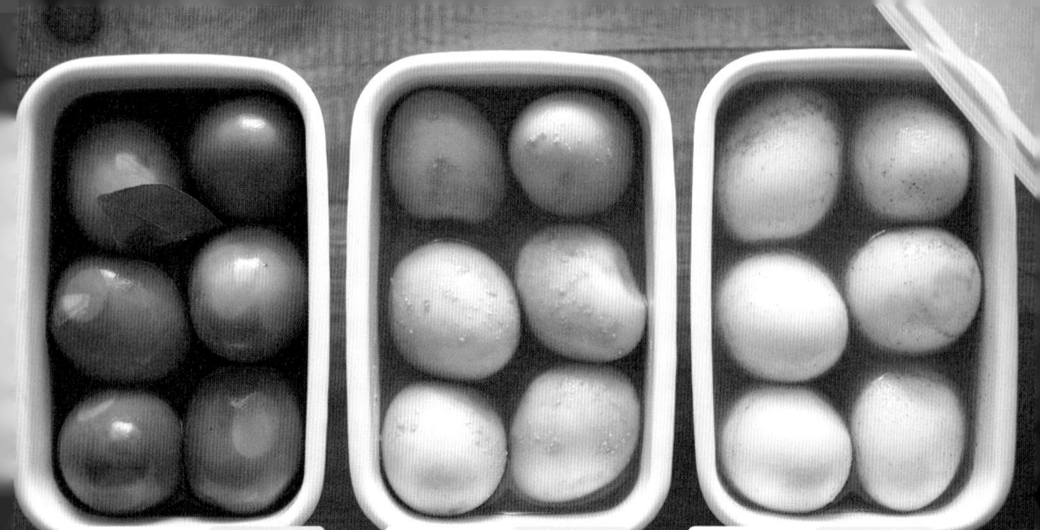

| | たんぱく質 | 鉄 | 脂質 | 糖質 |
|---|---|---|---|---|
| ソース味玉 | 37.5g | 5.7mg | 30.9g | 4.7g |
| みそ味玉 | 39.2g | 6.1mg | 32.0g | 4.1g |
| カレーピクルス味玉 | 37.1g | 5.7mg | 33.6g | 2.1g |

※3品とも全量の栄養価

お弁当のおかずやおやつに便利なたんぱく質源

# 味玉3種

保存期間 冷蔵で4日

## ソース味玉

材料（作りやすい分量）

卵（室温に戻す）…． 6個

A
- 水 …． 1/4カップ
- 顆粒コンソメ …． 小さじ1/4
- ローリエ …． 1枚

B
- ウスターソース …． 大さじ2
- しょうゆ …． 大さじ1

作り方

「カレーピクルス味玉」と同様にする。

## みそ味玉

材料（作りやすい分量）

卵（室温に戻す）…． 6個

A
- だし汁 …． 1/4カップ
- ラカントS …． 小さじ2

みそ …． 大さじ2

作り方

1 鍋に熱湯を沸かして卵を入れ、弱火で9分ゆでて水にとり、殻をむく。

2 鍋にAを煮立ててみそを溶き入れ、粗熱を取る。

3 保存袋に①と②を入れて冷蔵庫で一晩漬ける。

## カレーピクルス味玉

材料（作りやすい分量）

卵（室温に戻す）…． 6個

A
- 酢、水 …． 各1/4カップ
- ラカントS …． 小さじ2
- 塩 …． 小さじ1
- ローリエ …． 1枚

B
- オリーブオイル …． 小さじ2
- カレー粉 …． 小さじ1 1/2

作り方

1 鍋に熱湯を沸かして卵を弱火で9分ゆでて水にとり、殻をむく。

2 鍋にAを煮立てて火を止め、Bを加えて混ぜ、粗熱を取る。

3 保存袋に①と②を入れて冷蔵庫で1晩漬ける。

PART 3

# ラクラク糖質ダウン！
# 大満足のアイデアレシピ

糖質はへらしたいけど、やっぱりめん類や
丼物、パンも食べたい……。
そこで、ボリュームはそのまま、糖質は通常の約半分に
抑えた安心レシピをお届け！ 市販の糖質オフめんを使えば
さらに糖質量がへらせます。

# 糖質ダウンのコツ【めん】
# かさ増しで大満足！

| たんぱく質 | 鉄 |
|---|---|
| 30.4g | 4.4mg |
| **脂質** | **糖質** |
| 28.7g | 39.7g |

かさ増しのキャベツは
歯ざわりを残すのがコツ

## コンビーフナポリタン

**材料**（2人分）

スパゲッティ …… 80 g
コンビーフ …… 小2缶
ピーマン …… 2個
エリンギ …… 1本
キャベツ …… 4枚
カマンベールチーズ …… 60 g
バター …… 大さじ2
A［トマトピューレ …… 大さじ5
　ウスターソース …… 小さじ2
B［塩 …… 小さじ1/3
　こしょう …… 少々

**作り方**

1 スパゲッティは半分に折る。ピーマンは7～8㎜厚さの輪切りにする。エリンギの軸は5㎜厚さの輪切り、かさはくし形切りにする。キャベツは1㎝幅に切る。カマンベールチーズは一口大に切る。

2 たっぷりの沸騰湯に塩適量（分量外）を入れてスパゲッティを表示時間通りにゆで、ゆであがる直前にキャベツを加えてひと混ぜし、一緒にざるに上げる。

3 フライパンにバターを中火で溶かし、コンビーフ、ピーマン、エリンギを炒め、**A**と❷を加えて炒め合わせ、**B**を加える。

4 器に❸を盛り、カマンベールチーズをのせる。

**POINT**

スパゲッティは半分に折ると本数が増え、見た目のかさ増し効果がアップ。

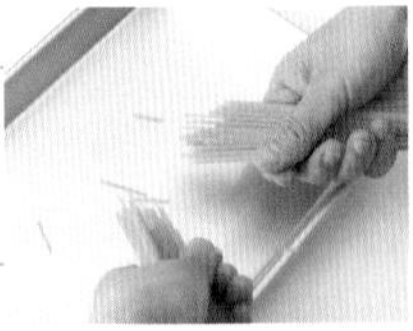

*MEMO*

コンビーフは塩漬けした牛肉をゆでてからほぐし、油脂、塩、調味料などで味つけしたもの。たんぱく質は100gあたり19.8gと豊富なので、ストックしておくと重宝します。

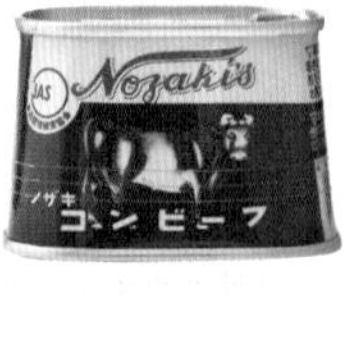

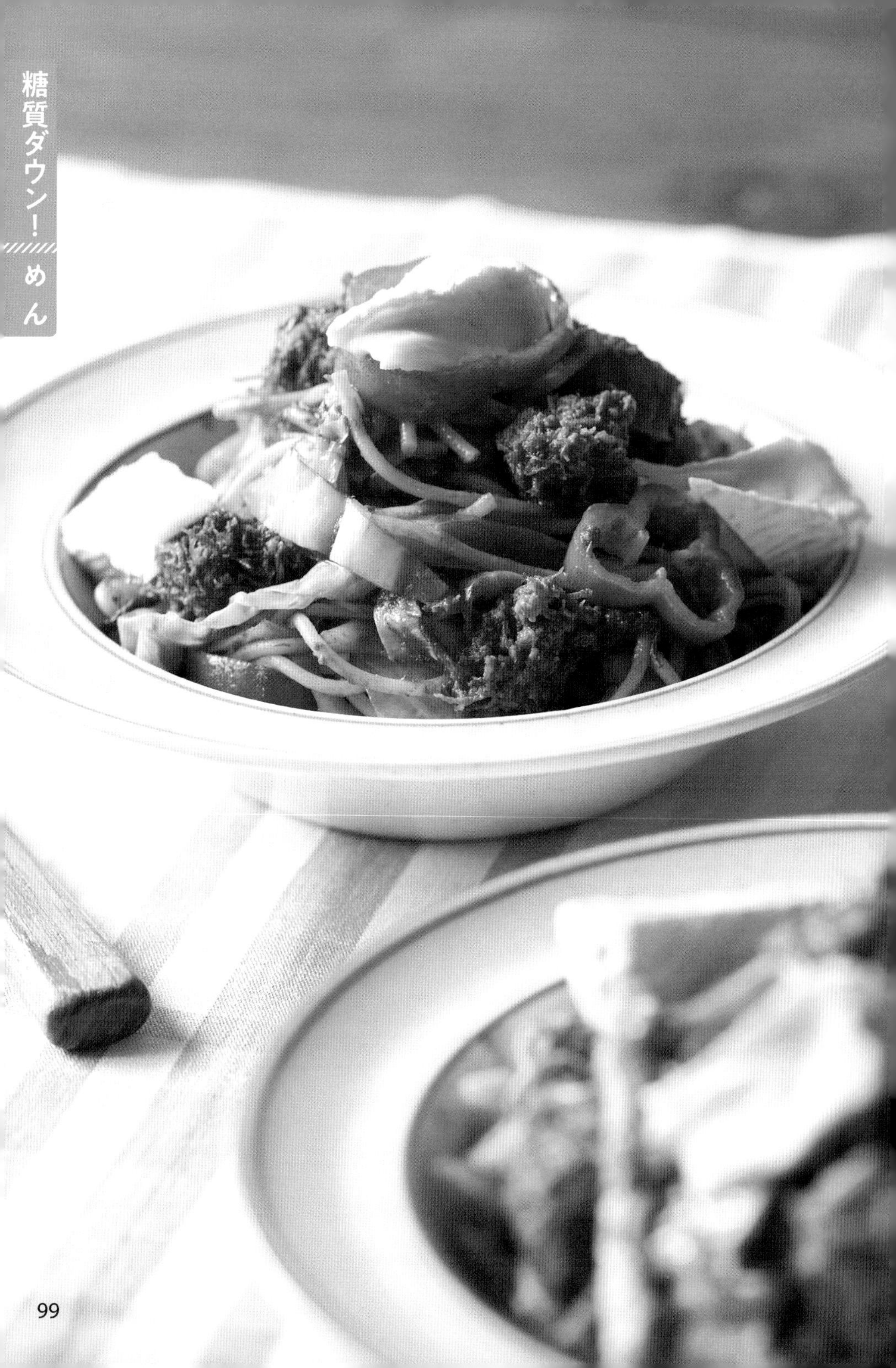

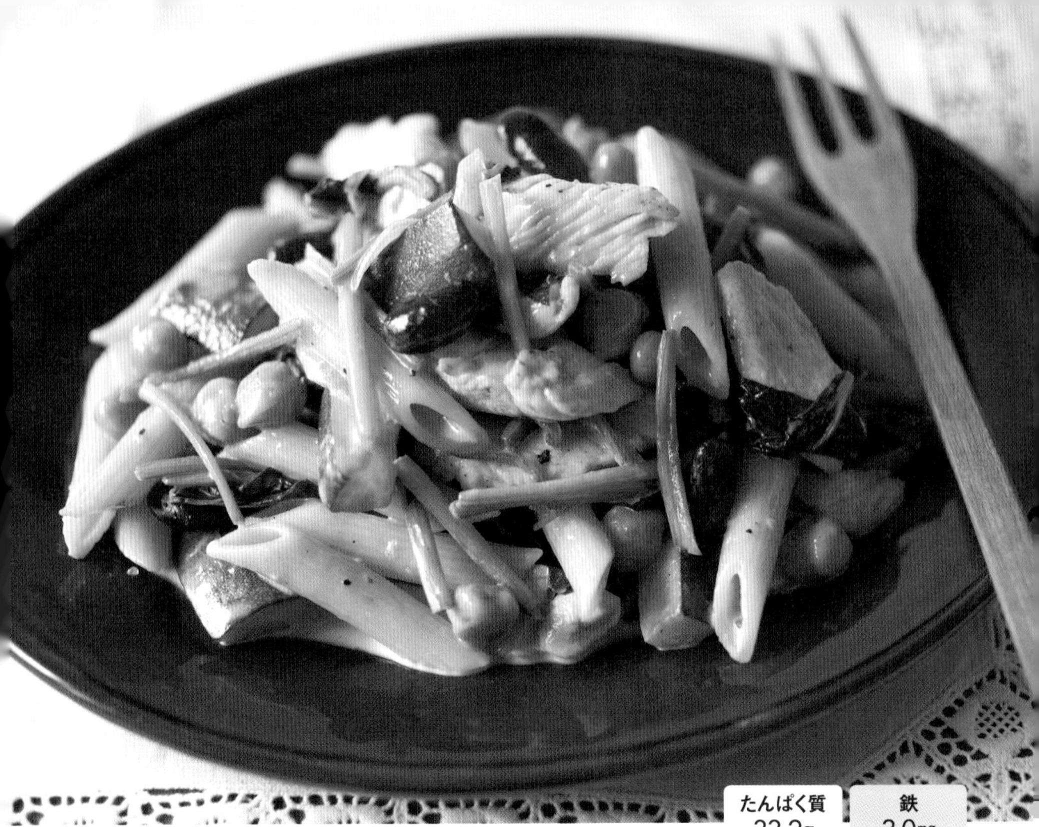

| たんぱく質 | 鉄 |
|---|---|
| 33.2g | 3.0mg |
| **脂　質** | **糖　質** |
| 30.0g | 34.7g |

噛みごたえのあるペンネは少量でも満足感あり

# クリームペンネ

**材料**（2人分）

ペンネ …. 80 g
鶏むね肉 …. 小1枚（200 g）
塩 …. 小さじ1/5
こしょう …. 少々
ズッキーニ …. 1/2本
ほうれん草 …. 100 g
玉ねぎ …. 30 g
ミックスビーンズ …. 80 g
バター …. 大さじ1
**A** 生クリーム …. 1/2カップ
**A** 塩 …. 小さじ1/4
**A** こしょう …. 少々

**作り方**

1 鶏肉は3㎝長さの棒状に切って塩、こしょうをふる。ズッキーニは縦4等分に切り、さらに3㎝長さに切る。ほうれん草は3㎝長さ、玉ねぎは1㎝角に切る。

2 たっぷりの沸騰湯に塩適量（分量外）を入れてペンネを表示時間通りにゆで、ざるに上げる。

3 フライパンにバターを中火で溶かして鶏肉を炒め、肉の色が変わったら玉ねぎ、ズッキーニを加えてさらに炒める。ほうれん草、ミックスビーンズ、❷を加えてさっと炒め、**A**を加えて混ぜる。

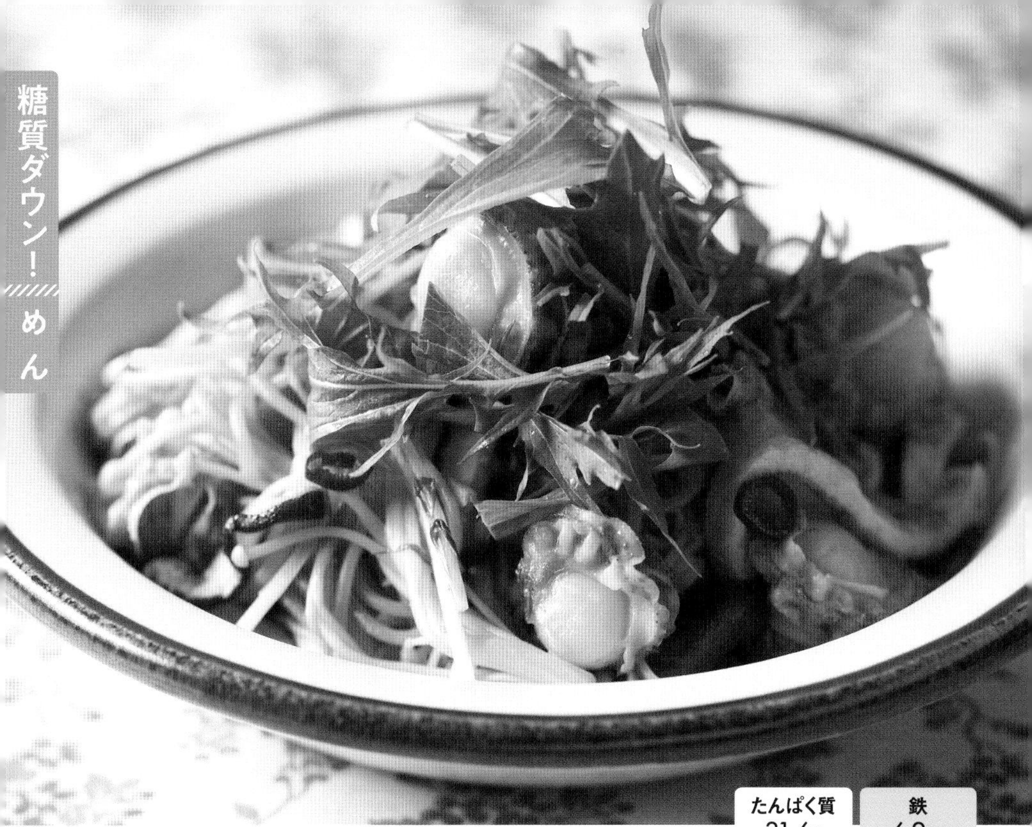

| たんぱく質 | 鉄 |
| --- | --- |
| 31.6g | 6.2mg |
| 脂　質 | 糖　質 |
| 20.1g | 34.7g |

たっぷりきのこと油揚げのコクで物足りなさなし！

# きのこの和風パスタ

**材料**（２人分）

スパゲッティ …… 80 g
油揚げ …… １枚
水菜 …… 100 g
えのきだけ …… １パック
しいたけ …… ３枚
ボイルほたて …… 200 g
にんにくのみじん切り …… 1/2かけ分
赤唐辛子の輪切り …… １本分
オリーブオイル …… 大さじ２
A しょうゆ …… 小さじ２
A 塩 …… 小さじ1/4
A こしょう …… 少々

**作り方**

1 油揚げは細切りにする。水菜は４㎝長さに切る。えのきはほぐし、しいたけは軸を除いて薄切りにする。スパゲッティは半分に折る。

2 たっぷりの沸騰湯に塩適量（分量外）を入れてスパゲッティを表示時間通りにゆで、ざるに上げる。

3 フライパンにオリーブオイル、にんにく、赤唐辛子を中火で熱し、香りが立ったら油揚げ、えのき、しいたけ、ほたてを炒める。❷と **A** を加えて炒め合わせ、最後に水菜を加えて混ぜる。

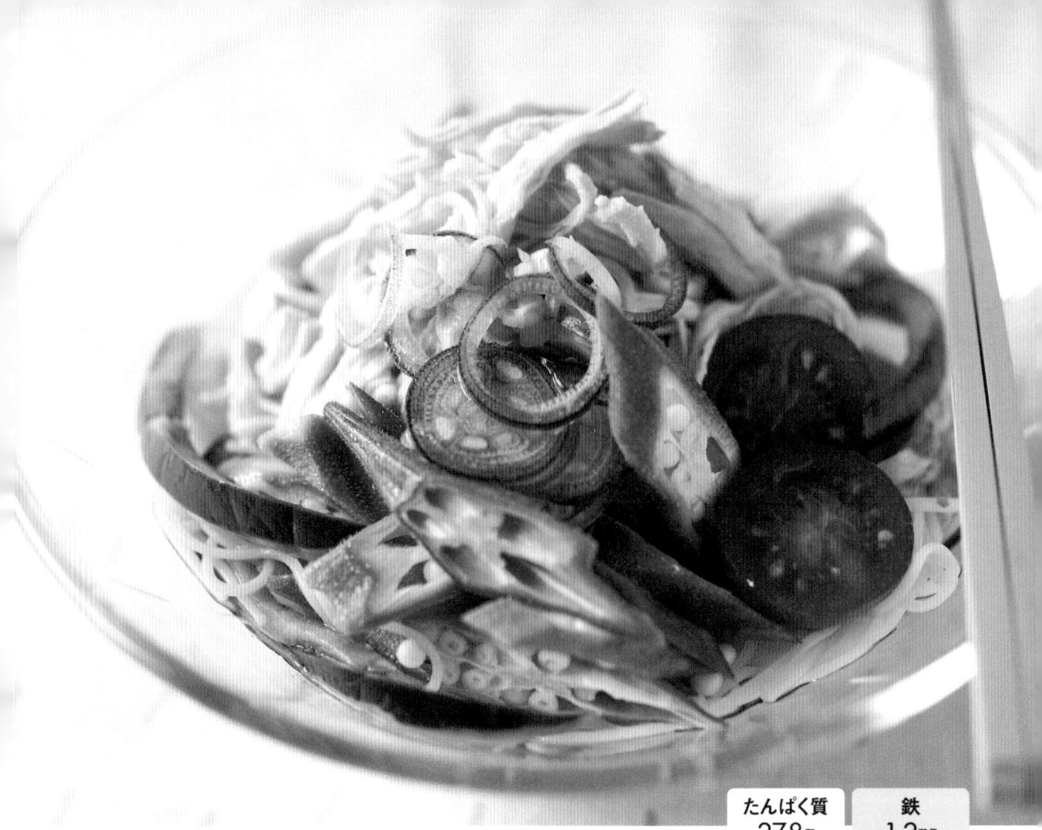

| たんぱく質 | 鉄 |
| --- | --- |
| 27.8g | 1.2mg |
| 脂　質 | 糖　質 |
| 6.5g | 32.9g |

ツルンとしたなすがそうめんとなじんで、のどごし最高

# ぶっかけそうめん

**材料**（2人分）

そうめん …. 80 g
鶏むね肉 …. 小1枚（200 g）
A 塩 …. 小さじ1/5
A 酒 …. 小さじ1
なす …. 2本
オクラ …. 4本
みょうが …. 1個
ミニトマト …. 4個
B だし汁 …. 1 1/2カップ
B しょうゆ …. 大さじ1
B ラカントS …. 小さじ2
B 塩 …. 小さじ1/3
ゆずこしょう …. 少々

**作り方**

1 耐熱皿に鶏肉を入れて**A**をふりかけ、ふんわりとラップをかけて電子レンジで4分加熱し、そのまま冷まして細く裂く。

2 小鍋に**B**を煮立てて冷まし、ゆずこしょうを加える。

3 なすは千切りにする。オクラは斜め切り、みょうがは小口切り、ミニトマトは半分に切る。

4 たっぷりの沸騰湯でそうめんを表示時間通りにゆで、ざるにすくい上げる。同じ鍋の湯でなす、オクラをさっとゆでて、ざるに上げる。

5 器にそうめんとなすを合わせて盛り、❶と残りの野菜を盛って❷をかける。

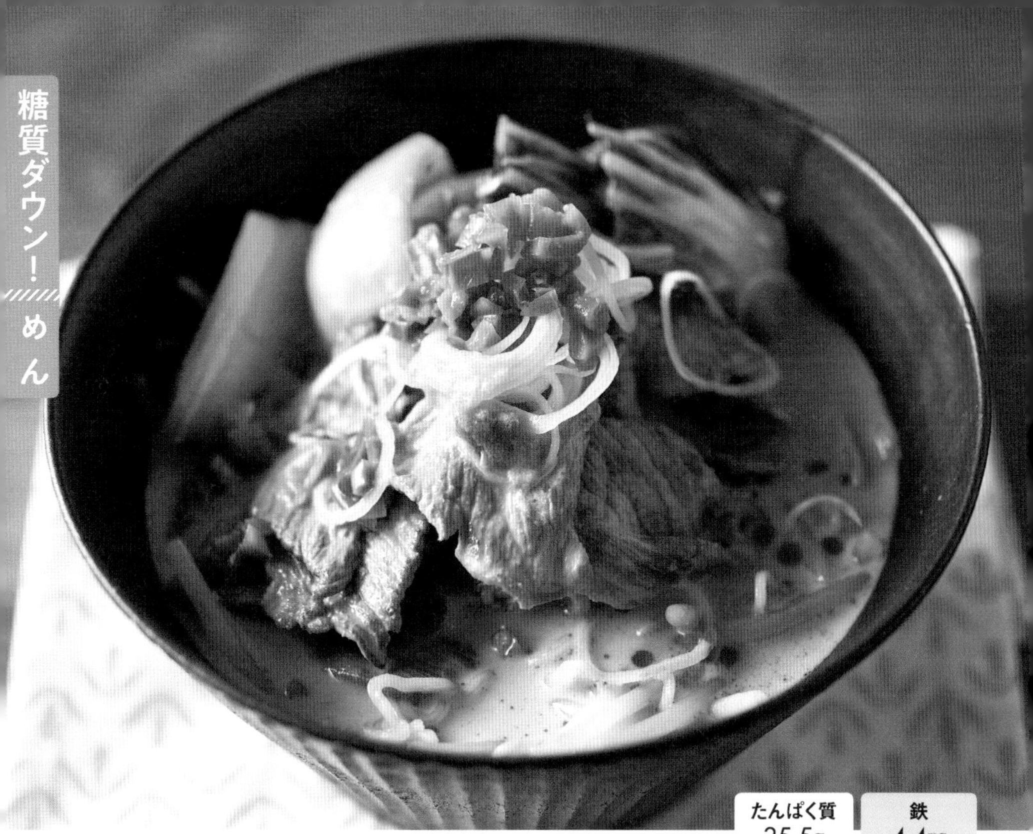

| たんぱく質 | 鉄 | 脂　質 | 糖　質 |
|---|---|---|---|
| 35.5g | 4.4mg | 36.7g | 39.9g |

薄切り肉のボリュームでめんの少なさが気にならない

# 豚肉の担々めん

### 材料（2人分）

- 中華めん …… 1玉（120ｇ）
- 豚もも薄切り肉 …… 200ｇ
- 塩、こしょう …… 各少々
- 青梗菜 …… 1個
- ごま油 …… 大さじ1
- にんにくの薄切り …… 1/4かけ分
- A
  - 塩…小さじ1/5
  - こしょう…少々
- もやし…200ｇ
- B
  - 水 …… 2カップ
  - 顆粒鶏ガラスープ …… 小さじ1
  - 酒 …… 小さじ2
- C
  - しょうゆ …… 大さじ2
  - ココナッツミルク …… 3/4カップ
- 練り白ごま …… 大さじ2
- D
  - 長ねぎの小口切り …… 3㎝分
  - ザーサイ（味つき） …… 20ｇ
  - ラー油 …… 少々

### 作り方

1. 豚肉は一口大に切って塩、こしょうをふる。青梗菜は1枚ずつはがして3㎝長さに切る。
2. フライパンにごま油を熱し、中火で豚肉、にんにくを炒め、肉の色が変わったら青梗菜を加えてさっと炒めて**A**を加える。
3. たっぷりの沸騰湯で中華めんを表示時間通りにゆでる。ゆで上がる2分前にもやしを入れ、一緒にざるに上げる。
4. 鍋に**B**を煮立て、**C**を加えて再び煮立たせる。
5. 器に練りごま、❹を等分に入れて溶かし、❸を盛り、❷と**D**をのせる。

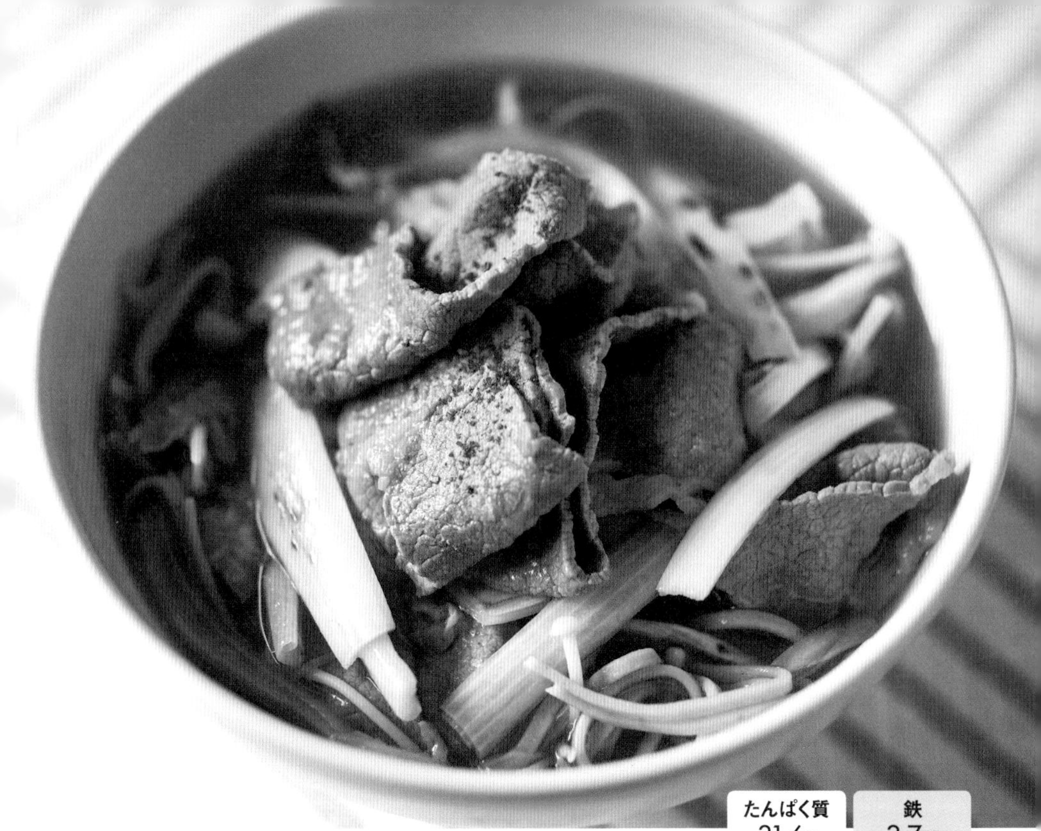

| たんぱく質 | 鉄 |
| --- | --- |
| 31.6g | 3.7mg |
| 脂　質 | 糖　質 |
| 15.4g | 39.4g |

かさ増し野菜の自然な甘味で満足感がアップ

# 肉そば

### 材料（2人分）

そば（乾めん）…… 100 g
牛もも薄切り肉 …… 200 g
白菜 …… 3枚
えのきだけ …… 1/2袋
長ねぎ …… 6㎝
ごま油 …… 小さじ2
A ┌ だし汁 …… 3カップ
　│ しょうゆ …… 大さじ2
　└ ラカントS …… 小さじ2
七味唐辛子 …… 少々

### 作り方

1. 牛肉は一口大に切る。白菜は長めの5～6㎝長さの千切りにする。えのきはほぐす。長ねぎは長さを半分に切り、さらに縦4等分に切る。
2. たっぷりの沸騰湯でそばを表示時間通りにゆでる。ゆで上がる2分前に白菜とえのきを加えて、一緒にざるに上げる。
3. 鍋にごま油を熱し、中火で長ねぎをこんがりと焼き、**A**を加え、煮立ったら牛肉を入れてさっと煮る。
4. 器に❷を盛って❸をかけ、七味唐辛子をふる。

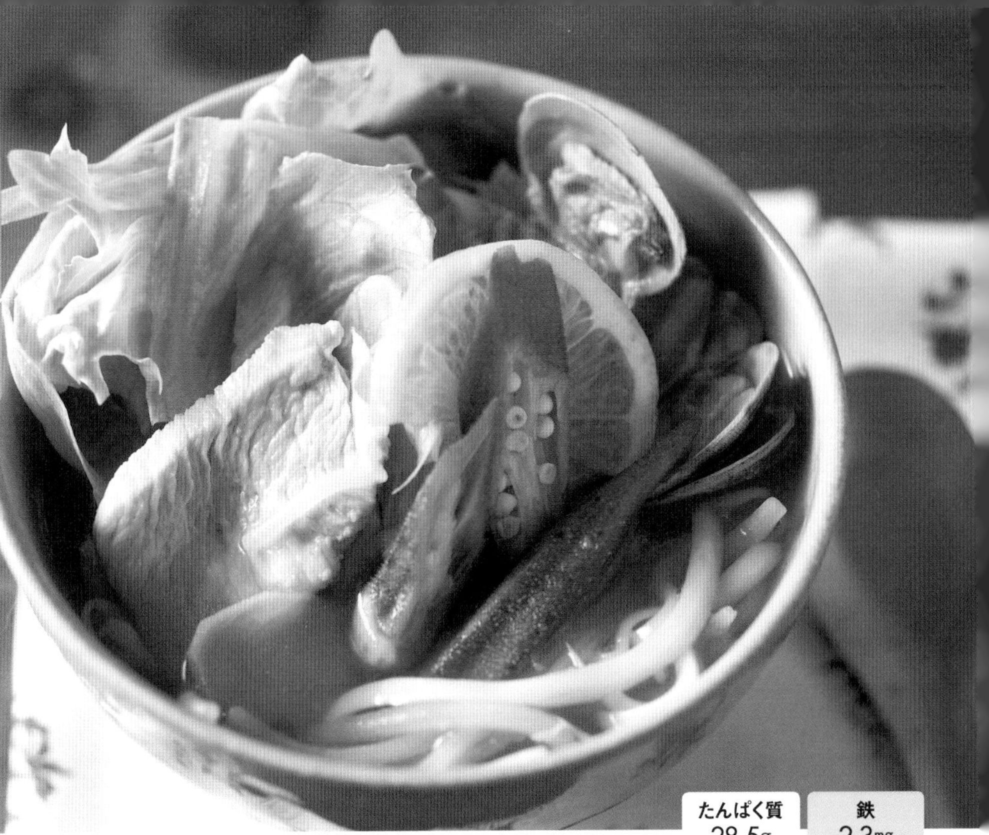

| たんぱく質 | 鉄 |
| --- | --- |
| 28.5g | 2.3mg |
| **脂質** | **糖質** |
| 6.4g | 24.5g |

あさりのうま味が体にしみる! もやしたっぷりがポイント

# フォー風うどん

**材料**（2人分）

ゆでうどん（細めのもの） …… 1玉（200g）
鶏むね肉 …… 小1枚（200g）
レタス …… 1枚
オクラ …… 2本
あさり（殻つき） …… 150g
A
- しょうがの薄切り …… 4枚
- 水 …… 3カップ
- 顆粒鶏ガラスープ …… 小さじ1
- 酒 …… 小さじ2

B
- 塩 …… 小さじ1/2
- しょうゆ …… 小さじ1
- こしょう …… 少々

もやし …… 200g
レモンの半月切り …… 2枚

**作り方**

1 鶏肉は薄切りにする。レタスは食べやすくちぎる。オクラは斜め半分に切る。

2 鍋に鶏肉、あさり、**A**を入れて中火で煮立て、**B**を加える。

3 別の鍋にたっぷりの湯を沸かし、オクラをさっとゆでて取り出し、続いてもやしとうどんを入れて温まったらざるに上げる。

4 器に❸を盛って❷をかけ、レタス、レモンをのせる。

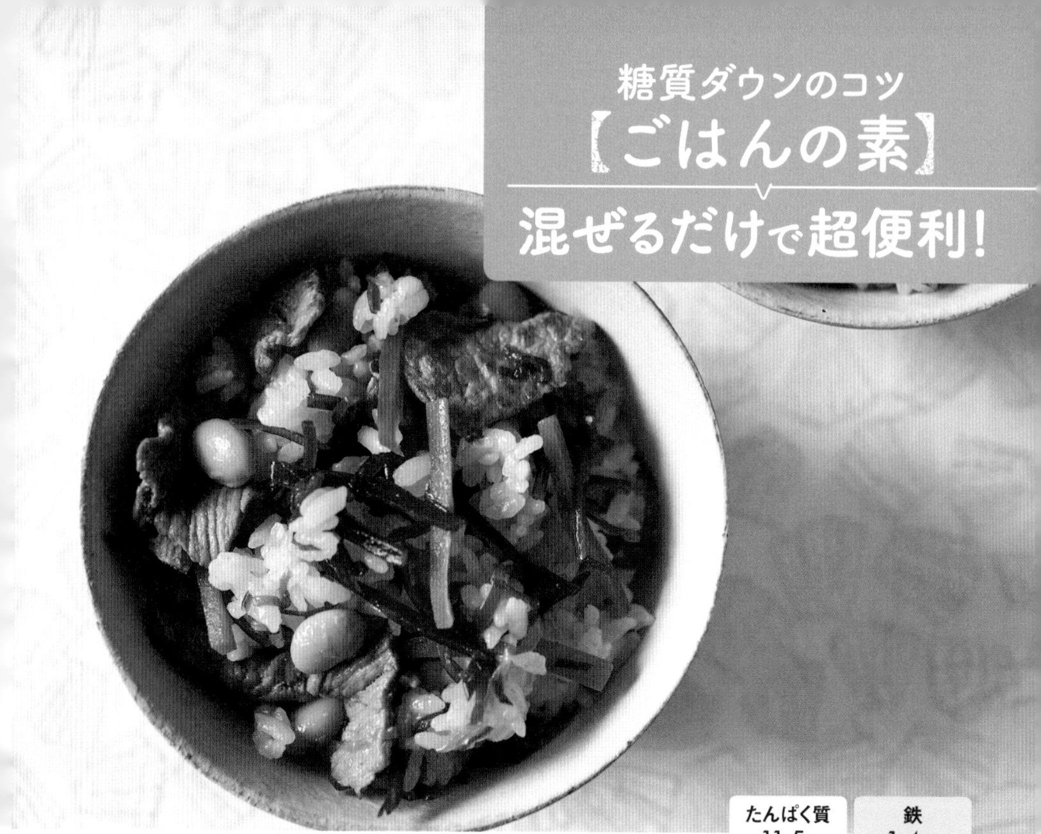

## 糖質ダウンのコツ
# 【ごはんの素】
## 混ぜるだけで超便利！

| たんぱく質 | 鉄 |
|---|---|
| 11.5g | 1.4mg |
| **脂　質** | **糖　質** |
| 5.7g | 32.3g |

※ごはん 80 gを含む

豊富な食物繊維が血糖値の急上昇を予防
# 豚肉と昆布の混ぜごはん

**材料**（4人分）

切り昆布（乾燥）…. 20 g
豚もも薄切り肉 …. 100 g
蒸し大豆または水煮大豆
　…. 80 g
にんじん …. 40 g
ごま油 …. 小さじ2
A ┌ だし汁 …. 1/2カップ
　│ しょうゆ …. 大さじ1
　└ ラカントS …. 小さじ1

**作り方**

1. 昆布は水でかためにもどす。豚肉は1㎝角に切る。にんじんは千切りにする。
2. 鍋にごま油を熱し、中火でにんじんを炒め、豚肉、昆布、大豆を加えて炒める。肉の色が変わったら**A**を加え、フタをする。煮立ったら弱火にして10分煮て、フタを取り、強火にして汁けをとばす。
3. 保存容器に移し入れて冷蔵庫で保存する。食べるときにごはん1人分80g（分量外）に❷の1/4量を混ぜる。

**保存期間**
**冷蔵庫で3〜4日間**

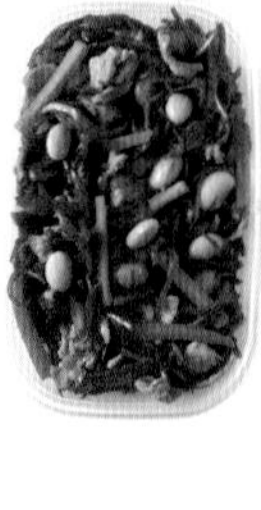

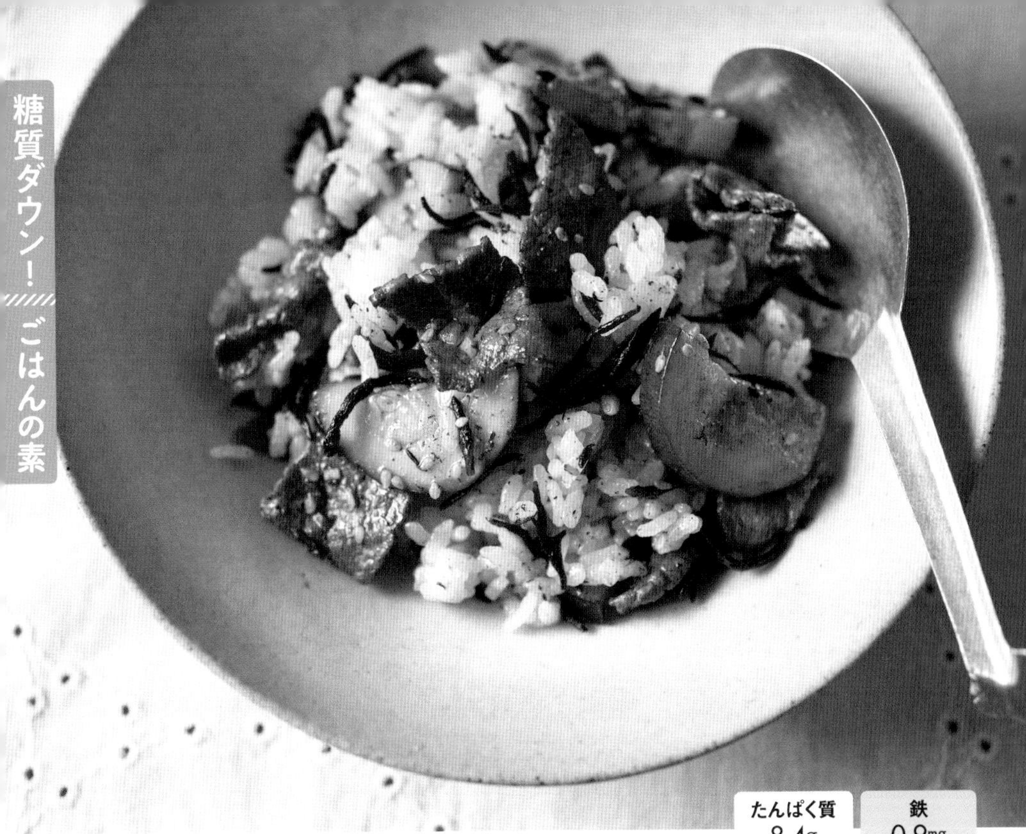

| たんぱく質 | 鉄 | 脂質 | 糖質 |
|---|---|---|---|
| 8.4g | 0.9mg | 6.0g | 29.5g |

※ごはん 80 gを含む

具だくさんのごちそうごはん。スープを添えてランチにも

# 牛肉とひじきの韓国風混ぜごはん

**材料**（4人分）

牛もも薄切り肉 …. 100 g
ひじき（乾燥）…. 大さじ1 1/2
ズッキーニ …. 1/2本
ごま油 …. 小さじ2
**A**
- にんにくのみじん切り …. 薄切り1枚分
- 赤唐辛子の小口切り …. 1/2本分

**B**
- しょうゆ …. 大さじ1 1/3
- ラカントS …. 小さじ1

いり白ごま …. 大さじ1

**作り方**

1 牛肉は1.5㎝角に切る。ひじきは水で戻す。ズッキーニは薄い半月切りにする。

2 フライパンにごま油を熱し、中火で牛肉とズッキーニを炒め、肉の色が変わったらひじきと**A**を加えて炒める。**B**を加えて炒め合わせ、最後にごまを加える。

3 保存容器に移し入れて冷蔵庫で保存する。食べるときにごはん1人分80g（分量外）に❷の1/4量を混ぜる。

保存期間
冷蔵庫で
3〜4日間

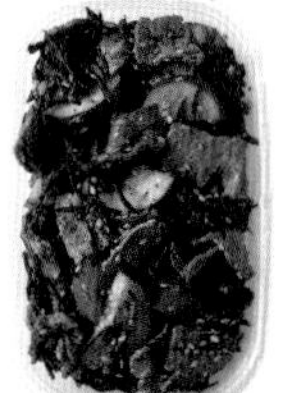

## 糖質ダウンのコツ
## 【パン感覚】
## 具だくさんで超簡単！

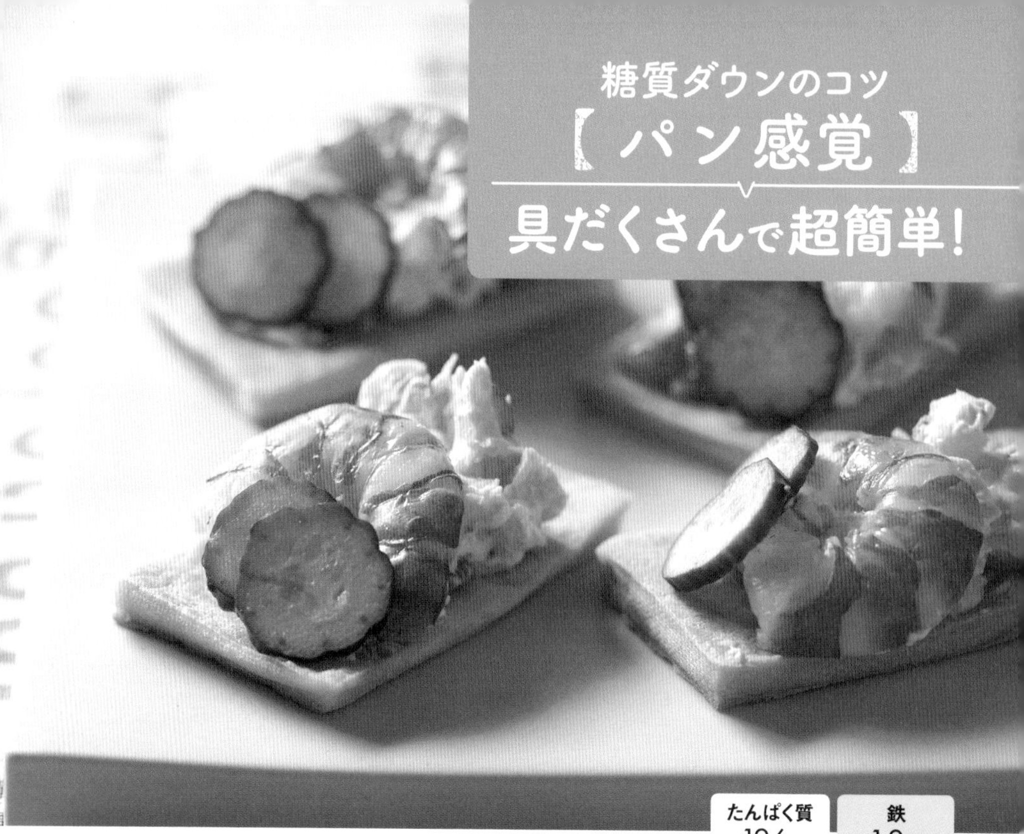

| たんぱく質 | 鉄 | 脂質 | 糖質 |
|---|---|---|---|
| 19.6g | 1.9mg | 17.7g | 1.9g |

油で焼いた高野豆腐のもっちり食感が◎

# 高野豆腐のオープンサンド

**材料**（2人分）

高野豆腐 …… 2枚
塩、こしょう …… 各少々
オリーブオイル …… 小さじ2
きゅうり …… 1/4本
ボイルえび …… 100g
A ┌ クリームチーズ（室温で柔らかくする）…… 50g
　 └ レモンの搾り汁 …… 小さじ1

**作り方**

1 高野豆腐は水で戻して水けを絞り、厚みを半分に切り、長辺を半分に切って計8切れにし、塩、こしょうをふる。きゅうりは輪切りにする。

2 フライパンにオリーブオイルを熱し、弱めの中火で高野豆腐の両面をきつね色に焼き、冷ます。

3 えび4尾は厚みを半分に切って飾り用にする。残りのえびは粗いみじん切りにしてAと混ぜる。

4 ❷に❸のえびを混ぜたクリームチーズを等分に塗り、飾り用のえびときゅうりを等分にのせる。

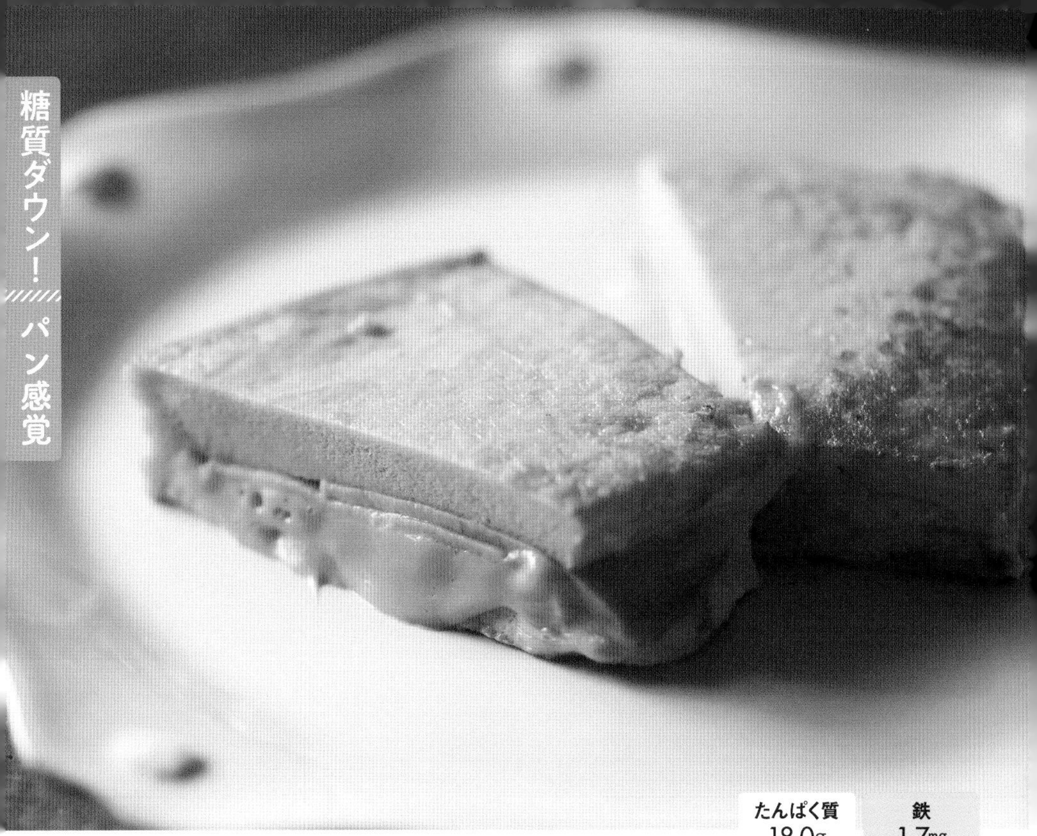

| | |
|---|---|
| たんぱく質 18.0g | 鉄 1.7mg |
| 脂 質 25.1g | 糖 質 1.3g |

卵液をたっぷり吸ったとろけるような味

# 高野豆腐のクロックムッシュ

### 材料（2人分）

高野豆腐 …. 2枚
ハム …. 2枚
スライスチーズ …. 2枚
A ┌ 卵 …. 1個
　 │ 生クリーム …. 大さじ2
　 └ 塩、こしょう …. 各少々
バター …. 大さじ1

### 作り方

1 高野豆腐は水で戻して水けを絞り、完全に切り離さないように厚みに切り目を入れ、そこにハムとスライスチーズを等分にはさむ。

2 バットに**A**を混ぜ合わせて❶を入れ、からめる。

3 フライパンに弱火でバターを溶かし、❷を入れて中火で両面をきつね色に焼き、フタをして弱火で3～4分蒸し焼きにする。

4 ❸を半分に切って器に盛る。

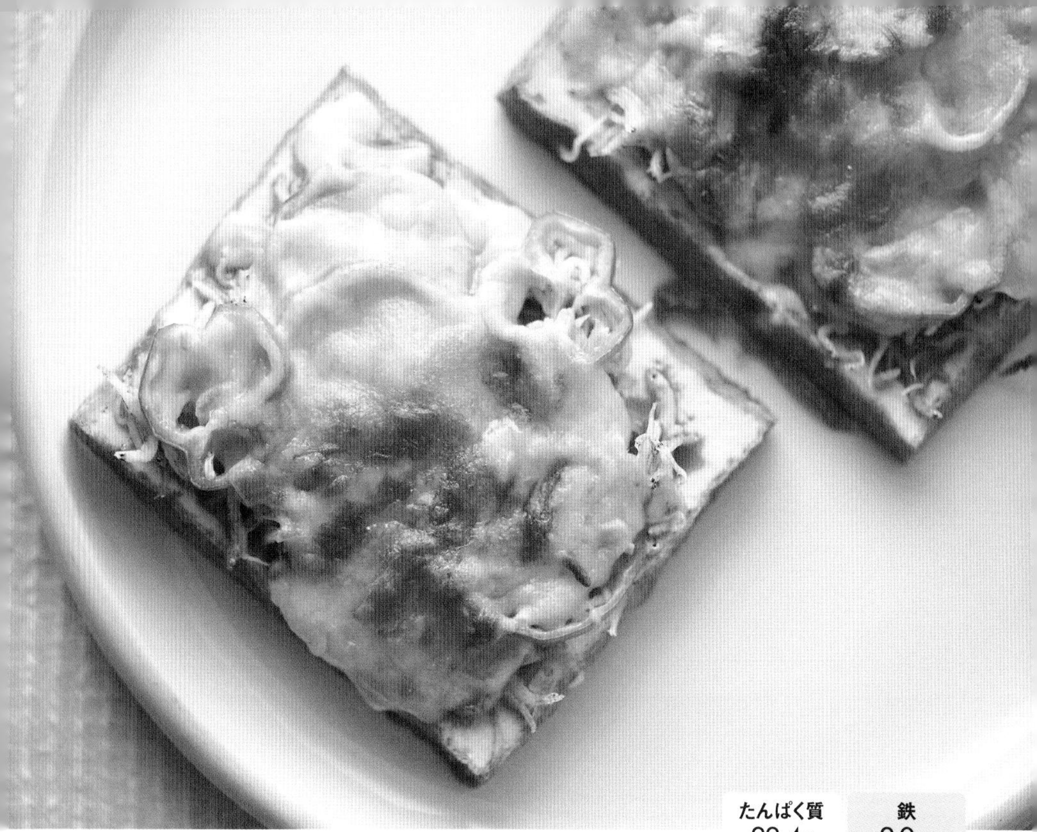

| | |
|---|---|
| たんぱく質 22.4g | 鉄 2.9mg |
| 脂　質 24.4g | 糖　質 1.7g |

厚揚げとしらすの和風ピザ。朝食にもおすすめ！

# 厚揚げピザ

### 材料（２人分）

厚揚げ …. １枚
ピーマン …. １個
A
- オリーブオイル …. 小さじ２
- トマトケチャップ …. 小さじ１
- 塩 …. 小さじ1/6
- にんにくのみじん切り …. 少々
- こしょう …. 少々

しらす干し …. 30 g
ピザ用チーズ …. 60 g

### 作り方

1 厚揚げは厚みを半分に切る。ピーマンは輪切りにする。

2 オーブントースターの天板にアルミ箔を敷いてオリーブオイル（分量外）を薄く塗る。厚揚げは切り口を上にしてのせて混ぜ合わせた**A**を塗り、しらす、ピーマンをのせてピザ用チーズを散らし、オーブントースターで10分焼く。途中、焦げてきたらアルミ箔をかぶせる。

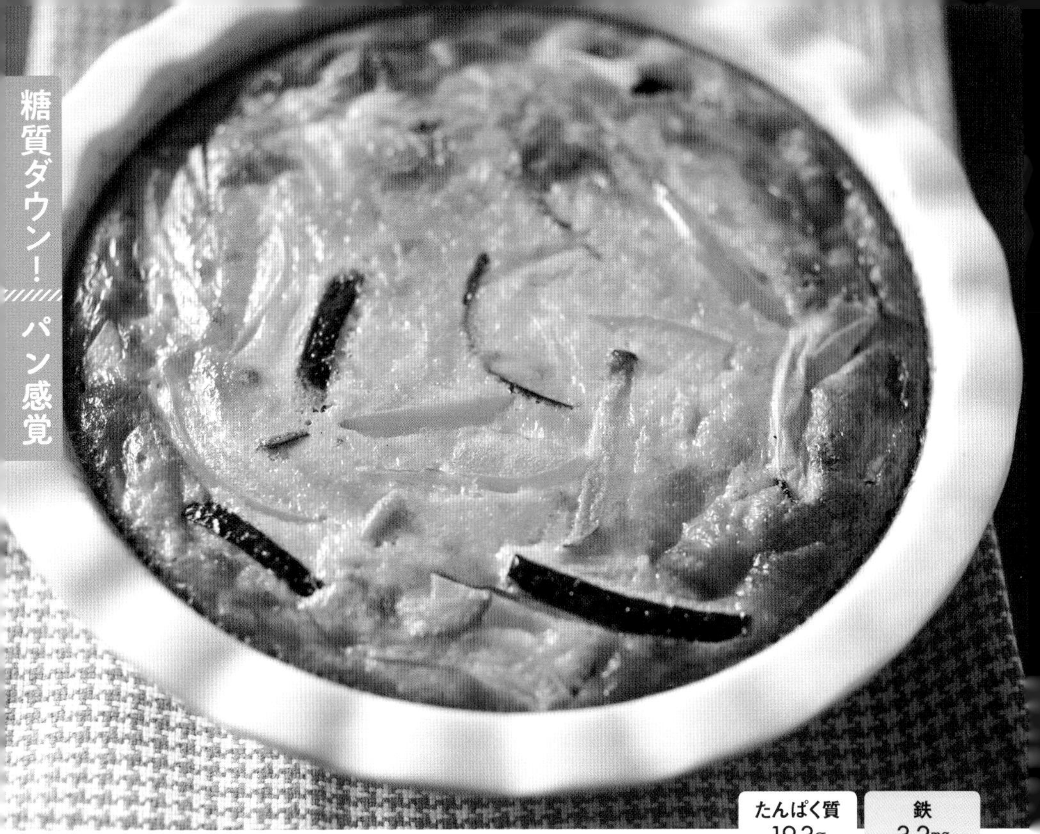

| たんぱく質 | 鉄 |
| --- | --- |
| 19.3g | 3.2mg |
| **脂　質** | **糖　質** |
| 49.2g | 6.8g |

生クリーム入りの生地だからふんわり濃厚

# ツナとズッキーニのキッシュ

**材料**（2人分）

ツナ缶（オイル漬け）…… 小1缶
玉ねぎ …… 30 g
ズッキーニ …… 1本
パプリカ（黄）…… 1/2個
バター …… 大さじ1
ピザ用チーズ …… 30 g
A
- 卵 …… 2個
- 生クリーム …… 3/4カップ
- 塩 …… 小さじ1/4
- こしょう、ナツメグ（あれば）…… 各少々

**作り方**

1 玉ねぎは薄切りにする。ズッキーニ、パプリカは千切りにする。

2 フライパンにバターを中火で溶かし、❶をさっと炒め、缶汁をきったツナを加えて混ぜる。

3 耐熱皿に❷を移し入れてピザ用チーズを散らし、混ぜ合わせた**A**を流し入れ、200℃のオーブンで20分焼く。

※オーブントースターの場合も同様に20分焼く。途中、焦げそうになったらアルミ箔をかぶせる。

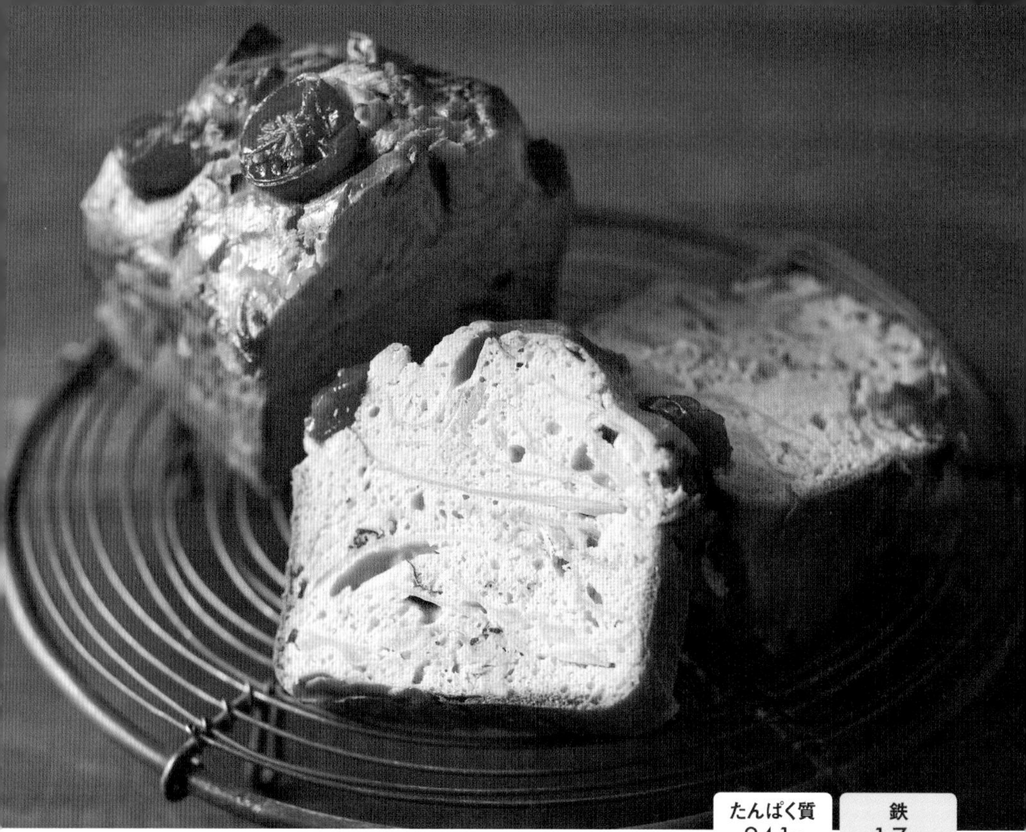

| たんぱく質 | 鉄 |
| --- | --- |
| 24.1g | 1.7mg |
| 脂　質 | 糖　質 |
| 25.9g | 6.2g |

※ 1/3 量の栄養価

プロテイン入りの生地だから低糖質、高たんぱく質

# ツナとキャベツのケークサレ

**材料**（13㎝×8㎝×深さ5㎝の型1個分）

- A
  - おからパウダー …. 40g
  - プロテイン（プレーン味・無糖）…. 40g
  - ベーキングパウダー …. 小さじ1
- キャベツ …. 3枚
- オリーブオイル …. 小さじ1
- ミニトマト …. 4個
- 卵 …. 2個
- B
  - オリーブオイル …. 大さじ2
  - マヨネーズ …. 大さじ2
  - 水 …. 大さじ2
  - 塩 …. 小さじ1/5
  - こしょう …. 少々
- ツナ缶（オイル漬け）…. 小1缶
- バジルの葉の粗みじん切り …. 4枚分

**作り方**

1 型にクッキングシートを敷き入れる。**A**は合わせてふるう。

2 キャベツは大きめのざく切りにする。フライパンにオリーブオイルを熱してキャベツをさっと炒め、取り出す。ミニトマトは半分に切る。

3 ボウルに卵を割りほぐして**B**を混ぜ、**A**を加えてゴムベラでさっくり混ぜる。缶汁をきったツナ、バジル、キャベツを加えてざっと混ぜる。

4 クッキングシートを敷き入れた型に❸を流し入れてミニトマトを散らし、180℃のオーブンで30分焼く。型をはずして冷まし、食べやすく切る。

PART 4

# 便利食材で手軽にチャージ！副菜＆スープ

"1日分のたんぱく質量まであと少し" というときに
とり入れたいのが副菜とスープ。
たんぱく質が豊富な缶詰や加工品を利用すれば、
手間をかけずにチャージできます。ビタミン、
ミネラルが豊富な野菜がとれるのもうれしい！

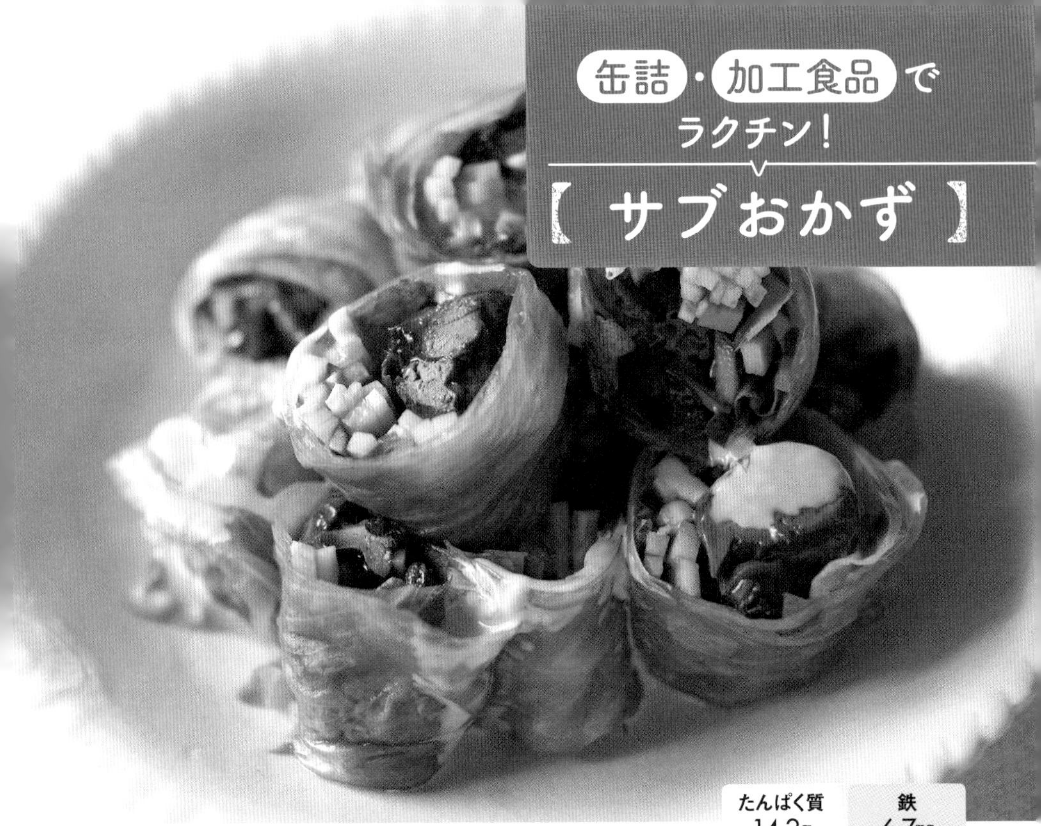

| たんぱく質 | 鉄 |
| --- | --- |
| 14.2g | 6.7mg |
| 脂質 | 糖質 |
| 6.8g | 4.6g |

生春巻きをレタスで低糖質にアレンジ

# レバーのレタス巻きサラダ

**材料**（2人分）

焼き鳥のレバー（たれ）…… 3本
レタス …… 3枚
きゅうり …… 1/2本
青じそ …… 3枚
A［マヨネーズ …… 大さじ1
　 しょうゆ …… 小さじ1

**作り方**

1 レバーは串を除く。レタスはさっとゆでて水にとって冷まし、水けをふく。きゅうりは千切りにする。

2 レタスを1枚ずつ広げて手前に青じそ、きゅうり、レバーの順に等分に横長になるように重ねてのせ、左右の端を折り込んで手前から巻く。

3 ❷を食べやすく切って器に盛り、混ぜ合わせた**A**をかける。

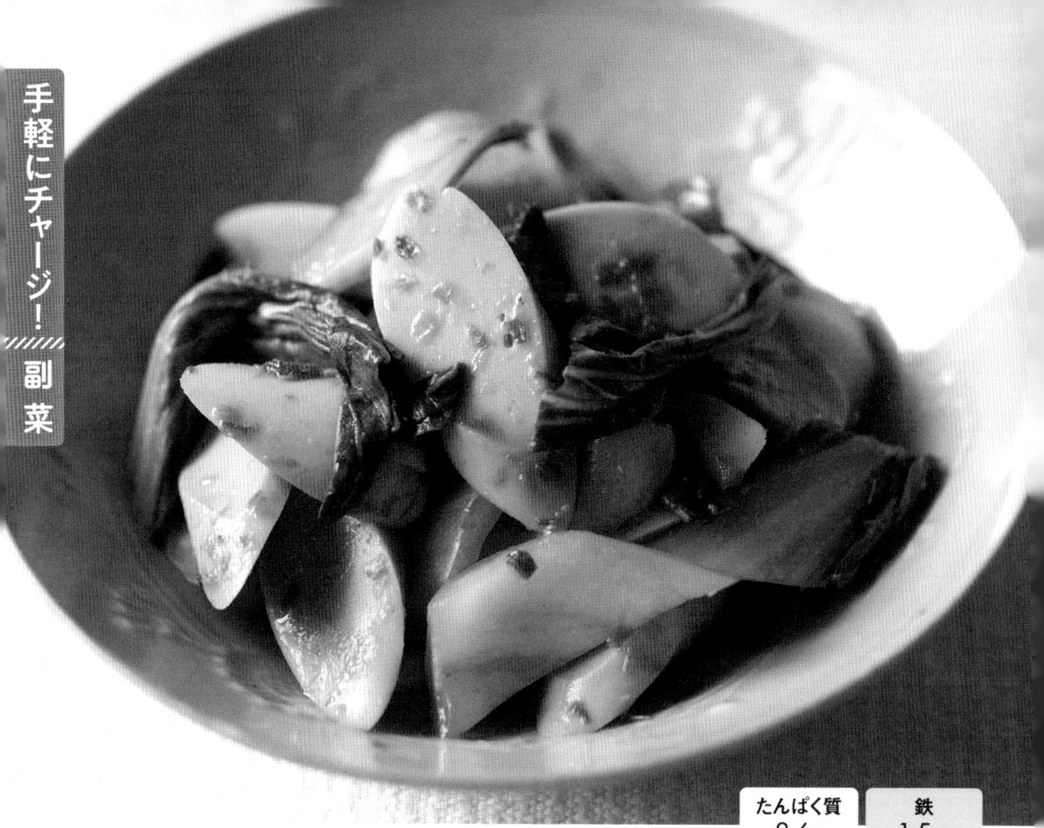

| たんぱく質 | 鉄 |
| --- | --- |
| 8.6g | 1.5mg |
| **脂質** | **糖質** |
| 4.8g | 9.1g |

魚肉ソーセージをわさび風味で大人の味に

# ソーセージと青梗菜のわさびあえ

**材料**（2人分）

魚肉ソーセージ …… 2本（130g）
青梗菜 …… 1個
A
- 削りがつお …… 1/4袋（1g）
- しょうゆ …… 小さじ1 1/2
- わさび …… 小さじ1/3

**作り方**

1 青梗菜は葉を1枚ずつはがしてさっとゆで、水にとって冷まし、水けを絞って3cm長さに切る。魚肉ソーセージは斜め薄切りにする。

2 ❶とAをあえる。

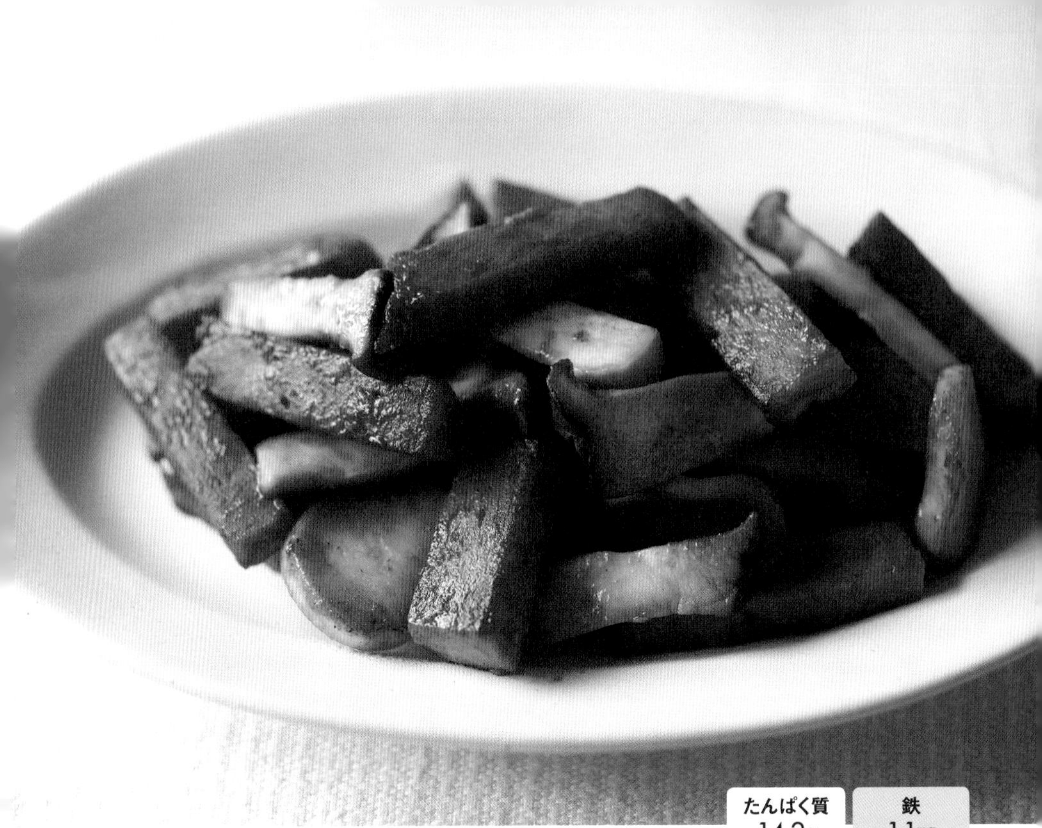

| たんぱく質 | 鉄 |
| --- | --- |
| 14.2g | 1.1mg |
| **脂　質** | **糖　質** |
| 34.1g | 1.7g |

ランチョンミートをカリカリに焼くのが秘訣

# ランチョンミートときのこのスパイシー炒め

**材料**（2人分）

ランチョンミート …. 小1缶
エリンギ …. 1本
オリーブオイル …. 小さじ1
A
- トマトケチャップ …. 小さじ1
- しょうゆ …. 小さじ1
- カレー粉 …. ふたつまみ

**作り方**

1 ランチョンミートは1cm太さの棒状に切る。エリンギは軸の太い部分は輪切りにし、残りは縦4〜6等分に切る。

2 フライパンにオリーブオイルを熱し、中火でランチョンミートをカリカリになるまで炒め、エリンギを加えてさらに炒め、**A**を加えてさっと炒める。

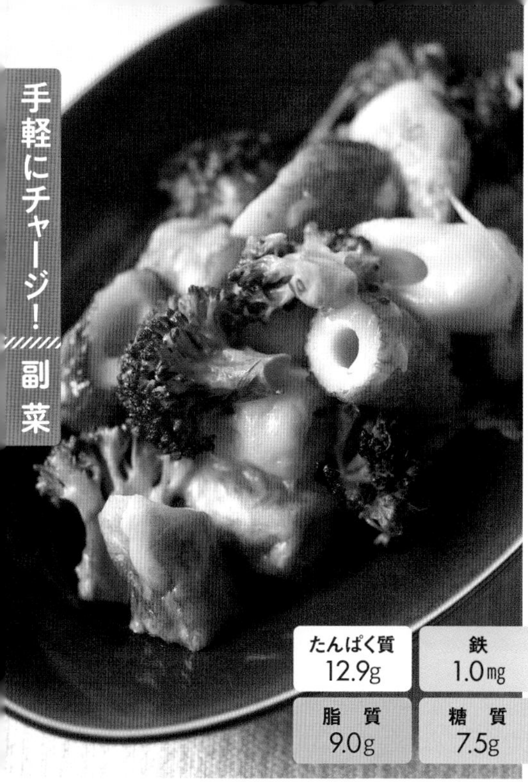

| たんぱく質 | 鉄 |
|---|---|
| 12.9g | 1.0mg |
| 脂質 | 糖質 |
| 9.0g | 7.5g |

にんにくの風味が効いて、おつまみにもイケる

## ちくわとブロッコリーのチーズ焼き

**材料**（２人分）

ちくわ …. 4本
ブロッコリー …. 60g
オリーブオイル …. 小さじ1
にんにくの薄切り …. 2枚
ピザ用チーズ …. 40g

**作り方**

1 ちくわは乱切りにする。ブロッコリーは小房に分ける。

2 フライパンにオリーブオイル、にんにく、❶を入れて中火で炒め、香りが立ったら弱火にしてピザ用チーズを散らし、フタをして3分蒸し焼きにする。

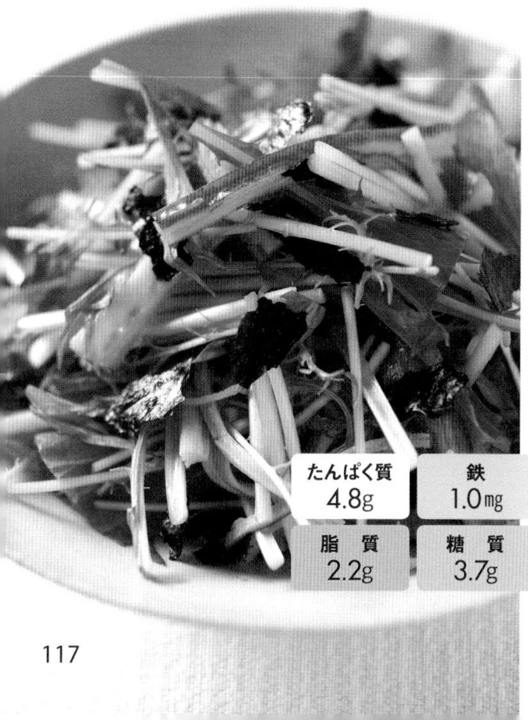

| たんぱく質 | 鉄 |
|---|---|
| 4.8g | 1.0mg |
| 脂質 | 糖質 |
| 2.2g | 3.7g |

和風のあえ物に、オリーブオイルの風味が新鮮

## かにかまと水菜の磯辺あえ

**材料**（２人分）

かに風味かまぼこ …. 60g
水菜 …. 80g
焼きのり …. 全形1/4枚
A［しょうゆ …. 小さじ1
　 オリーブオイル …. 小さじ1

**作り方**

1 かにかまは食べやすく裂く。水菜は3㎝長さに切る。のりは細かくもむ。

2 ❶とAをあえる。

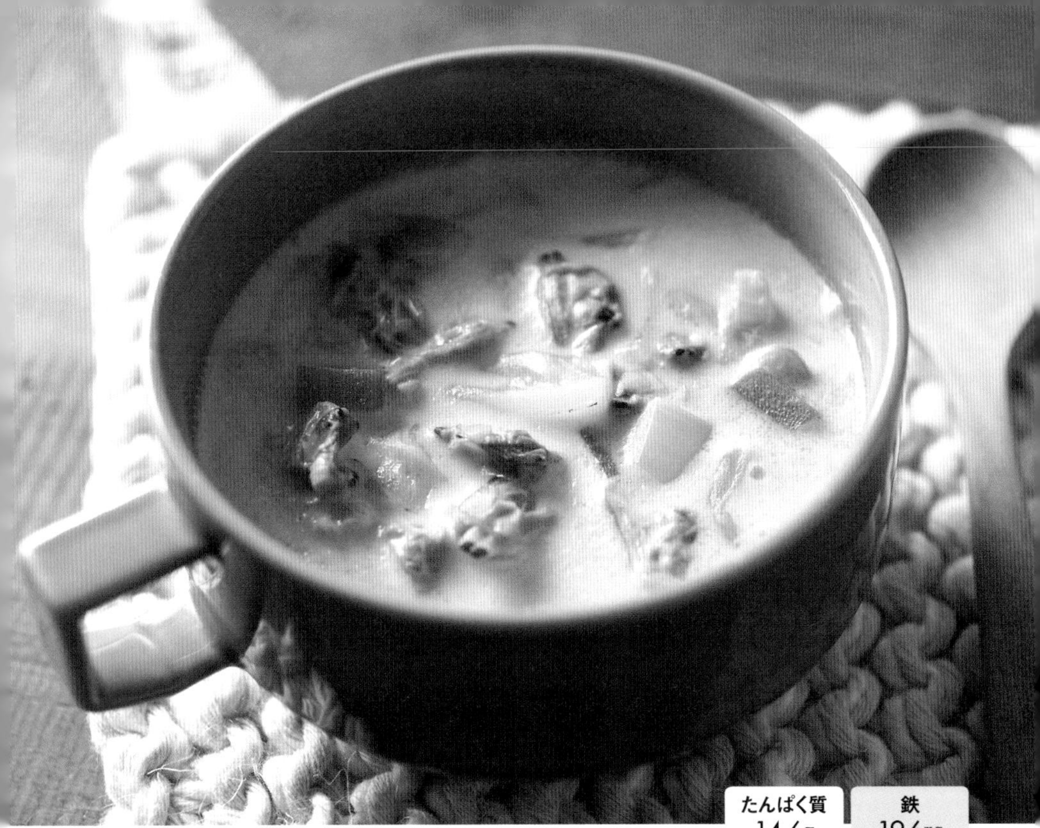

| たんぱく質 | 鉄 |
| --- | --- |
| 14.6g | 19.6mg |
| **脂　質** | **糖　質** |
| 13.8g | 5.7g |

あさりの缶汁も使って鉄たっぷり

# クラムチャウダー

**材料**（2人分）

あさり水煮缶 …… 小1缶
玉ねぎ …… 30g
にんじん …… 40g
キャベツ …… 大1枚
バター …… 小さじ2
水 …… 1 3/4カップ
A［生クリーム …… 1/4カップ
　 塩、こしょう …… 各少々

**作り方**

1 玉ねぎ、にんじんは1cm角に切る。キャベツは一口大に切る。

2 鍋にバターを中火で溶かして玉ねぎ、にんじんを炒め、しんなりしたらキャベツを加えてさらに炒める。分量の水、あさりを缶汁ごと加えてフタをし、煮立ったら弱火で7〜8分煮て、**A**を加えて温まるまで煮る。

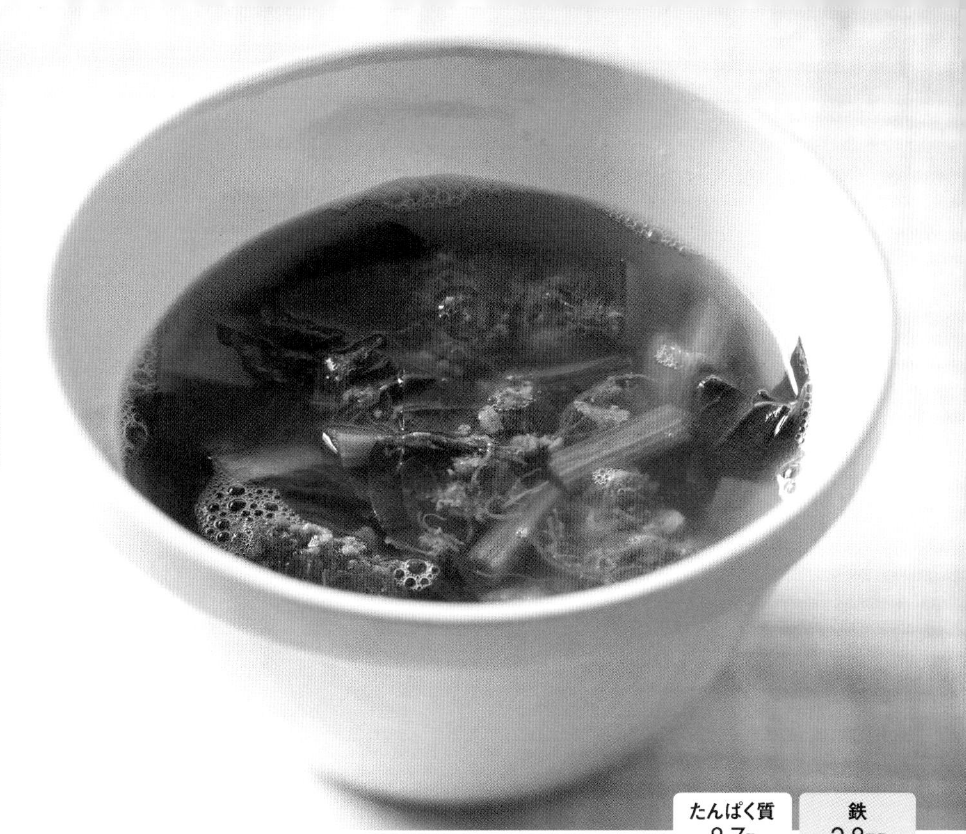

| たんぱく質 | 鉄 |
| --- | --- |
| 8.7g | 2.8mg |
| **脂質** | **糖質** |
| 5.3g | 0.6g |

コンビーフの濃いうま味でだしいらず

# 小松菜とコンビーフのスープ

**材料**（2人分）

コンビーフ …. 小1缶
小松菜 …. 100g
水 …. 2カップ
A［塩 …. 小さじ1/5
　 こしょう …. 少々

**作り方**

1 小松菜は2cm長さに切る。コンビーフは粗くほぐす。

2 鍋に分量の水を煮立て、❶を入れて中火でさっと煮て、Aを加える。

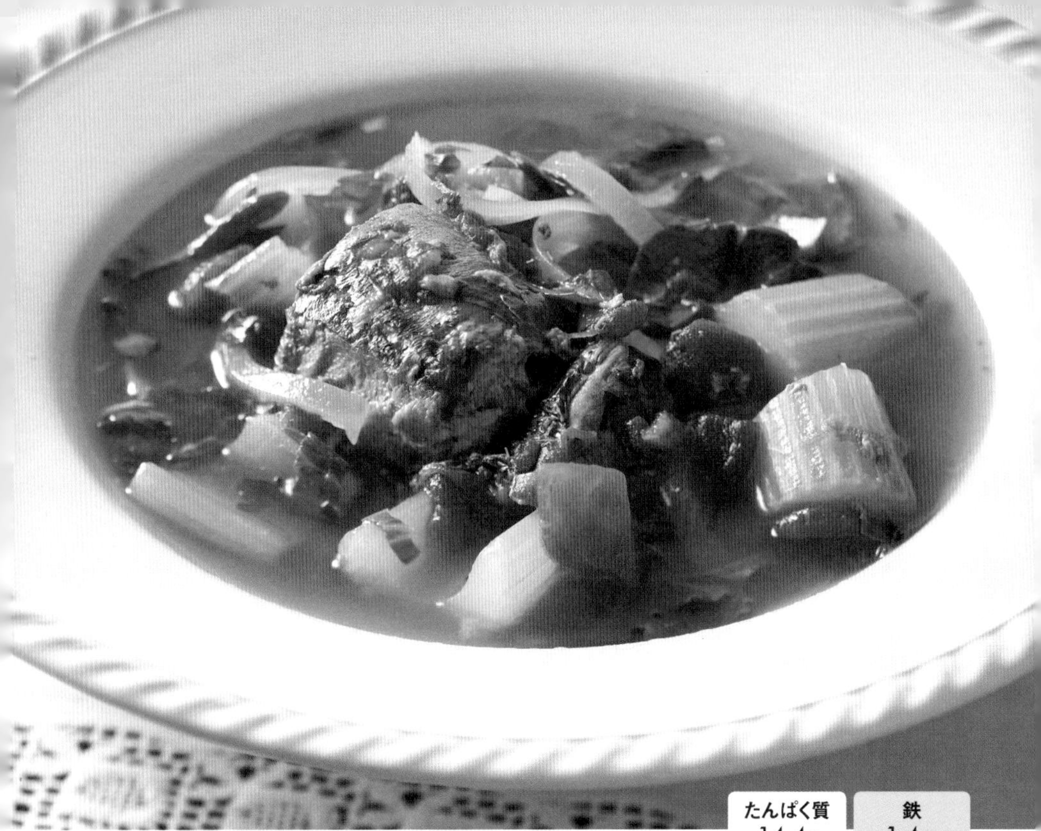

| たんぱく質 | 鉄 |
| --- | --- |
| 14.4g | 1.4mg |
| 脂　質 | 糖　質 |
| 11.1g | 4.0g |

缶汁も余さず使って、DHAとEPAもたっぷり

# さばのトマトスープ

**材料**（2人分）

さば水煮缶 …… 1缶
玉ねぎ …… 40g
セロリの軸 …… 小1本分
セロリの葉 …… 少々
にんにくの薄切り …… 2枚
オリーブオイル …… 小さじ2
**A** ［トマト缶（ダイス状） …… 100g
　水 …… 1 1/2カップ
**B** ［塩、こしょう …… 各少々

**作り方**

1. 玉ねぎは薄切りにする。セロリは軸は乱切り、葉は粗く刻む。
2. 鍋にオリーブオイルを熱し、中火でにんにく、玉ねぎ、セロリの軸を入れて、しんなりするまで炒める。
3. **A**とさばを缶汁ごと加え、フタをして煮立ったら弱火にして10分煮て、**B**とセロリの葉を加える。

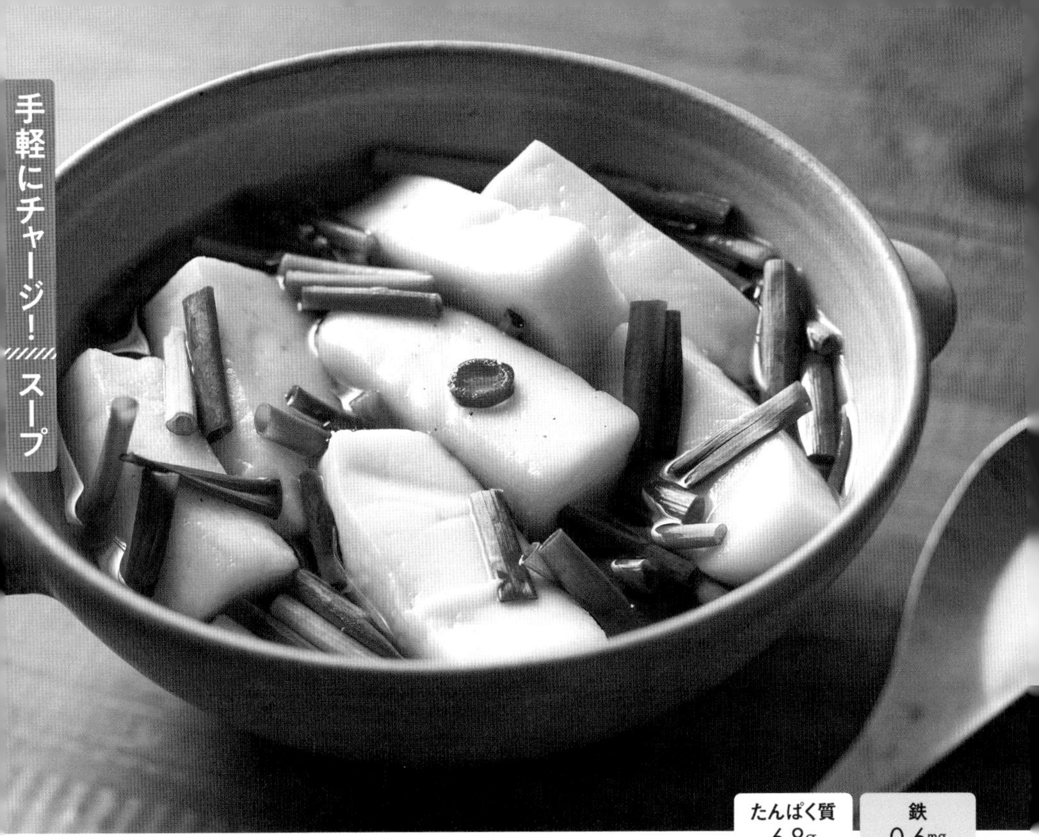

| たんぱく質 | 鉄 |
|---|---|
| 6.8g | 0.6mg |
| 脂　質 | 糖　質 |
| 1.2g | 8.2g |

はんぺんは魚のすり身と卵白でできたたんぱく質源

# はんぺんと万能ねぎの酸辣湯

**材料**（２人分）

はんぺん …… １枚
万能ねぎ …… 30g

A
- 水 …… ２カップ
- 顆粒鶏ガラスープ …… 小さじ1/2

B
- 赤唐辛子の小口切り …… 1/2本分
- しょうゆ …… 小さじ2
- こしょう …… 少々

酢 …… 大さじ1
ラー油 …… 少々

**作り方**

1 はんぺんは1㎝太さの棒状に切る。万能ねぎは3㎝長さに切る。

2 鍋に**A**を煮立ててはんぺんと**B**を加えて中火で煮る。煮立ったら万能ねぎを加えて火を止め、酢を加える。

3 器に❷を盛り、ラー油をかける。

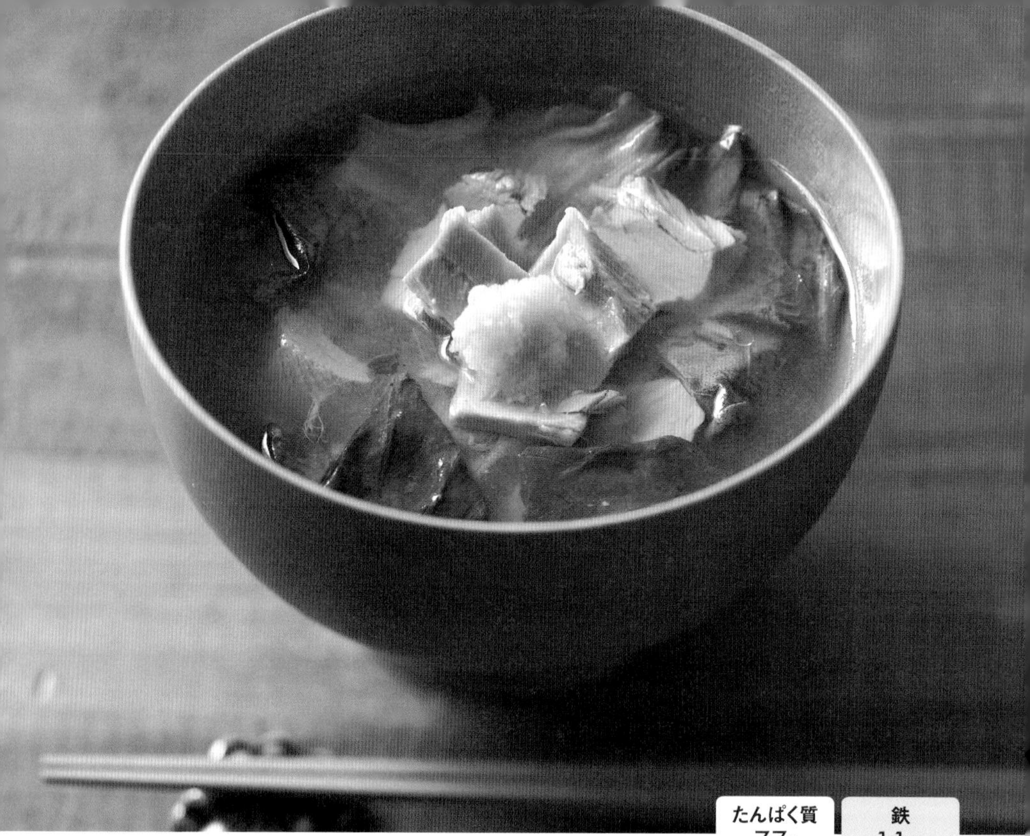

| たんぱく質 | 鉄 |
|---|---|
| 7.7g | 1.1mg |
| 脂　質 | 糖　質 |
| 8.6g | 1.6g |

サラダ菜のビタミンCがたんぱく質の吸収をサポート

# ツナとサラダ菜のしょうがみそ汁

**材料**（２人分）

ツナ缶（オイル漬け）…… 小1缶
サラダ菜 …… 1/2個
水 …… 2カップ
みそ …… 小さじ2
しょうがのすりおろし
…… 1かけ分

**作り方**

1 サラダ菜は大きめにちぎる。

2 鍋に分量の水を煮立て、ツナを缶汁ごと入れてみそを溶き入れる。❶を加えて中火にし、煮立ったらしょうがを加える。

教えて！

# 無理なく続けるコツ Q&A

## Q1. 牛乳の代わりに豆乳を飲んでもいいですか？

**A ホルモンバランスに影響を与えるおそれがあるため、飲み過ぎないように**

牛乳はカルシウムが豊富ですが、私はあまりおすすめしていません。牛乳に含まれるカゼインというたんぱく質は体内で分解されにくく、腸粘膜を傷つけて炎症を引き起こすリスクが指摘されています。また、体内のバランスを保つマグネシウムが少なく、飲み過ぎるとかえってトラブルの原因に。なお、豆乳はイソフラボンの含有量が多く、とり過ぎるとホルモンバランスの乱れを招くおそれがあります。どちらも少量を摂取する程度にとどめましょう。

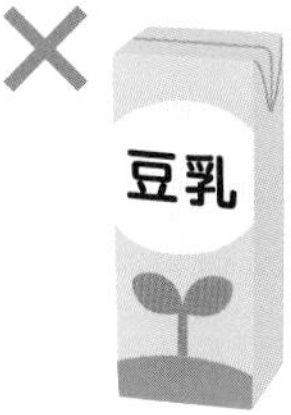


## Q2. 果物は控えたほうがいいですか？

**A 基本的にはNG。低糖質の果物を少量ならOK**

バナナやぶどう、りんごなど、糖質の多い果物は避けたいもの。ただし、いちご、キウイフルーツ、グレープフルーツなど低糖質のものは、たまに少量をとるには問題ありません。

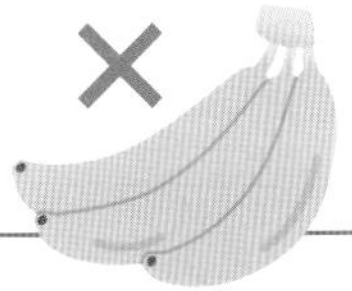

## Q3. 甘いお菓子がどうしてもやめられません

**A 天然由来の甘味料や市販の糖質オフのお菓子を利用して**

体がたんぱく質で満たされてくると、あまり甘いものを欲しくなくなりますが、どうしても食べたいときに、がまんしてストレスがたまるのは避けたいもの。天然由来の甘味料は血糖値に影響を与えにくいので砂糖の代わりに使ってお菓子を手作りするほか、糖質オフのお菓子をたまに利用してもいいでしょう。

## Q4. サプリメントをとるベストタイミングを教えて

**A 食後30分以内がおすすめ。空腹時は避けましょう**

サプリメントは食品なので、基本的にはいつ摂取しても大丈夫ですが、たんぱく質と合わせて摂取すると吸収がよくなるため、食後30分以内にとるのがおすすめです。空腹時にとると消化を促そうとして胃酸の分泌を高めるため、避けたほうがよいでしょう。

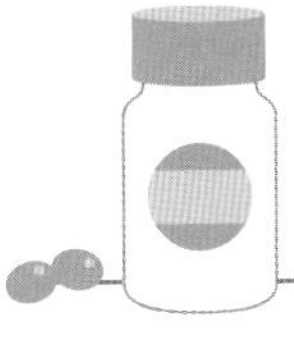

解毒できる体に！

# 生きる力を活性化する【ATP】を増強

生命活動の源は、エネルギー代謝の高い体を作ること。
そのカギを握るのが、私たちの体内で作られる【ATP】という物質です。
全身のあらゆる機能を動かす電気のような役割をしており、
ATPをきちんと作り出せる体になることが健康のポイントなのです。

## 生きる力を活性化！カギは【ATP】にあり！

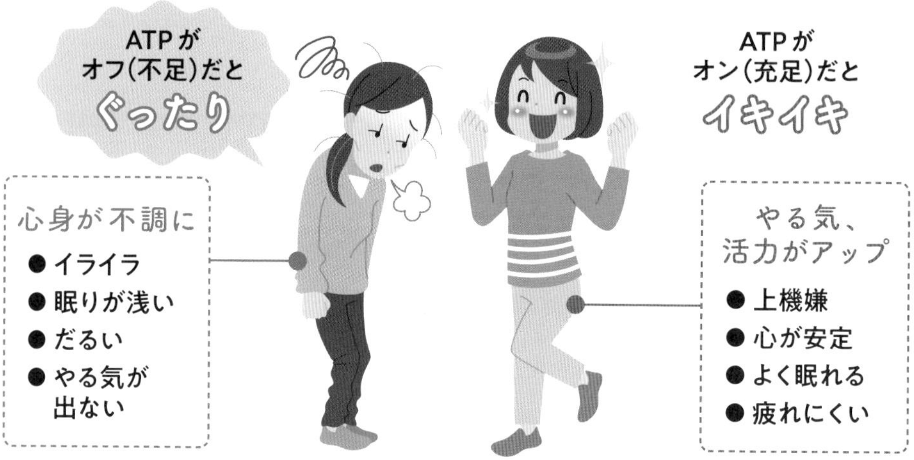


## 活性化すると元気がみなぎる！スーパー物質【ATP】

心身の健康に欠かせないのがATPです。ATPは体のエネルギーを蓄えておいたり、供給・運搬をしたりする役割を持つ物質。ATPは電化製品における電気のような役割を持ち、人間の活動に不可欠です。

**呼吸をする、心臓を動かす、筋肉を動かす、ホルモンを生成する、消化・吸収をするなどの活動は、すべてATPなしではできないのです。**

ATPはブドウ糖（グルコース）を材料に体内で生成されるルートと、脂肪酸を材料に生成されるルートの2通りあります。

エネルギー代謝の場合、脂肪酸を材料にするとATPは129個と

## ATPをふやすには

控える **糖質 < 脂肪酸** たっぷりとる

全身のあらゆる機能を動かすためATPは不可欠！

- 呼吸
- 心臓の拍動
- 筋肉運動
- 各種ホルモンの生成
- 食べ物の消化・吸収

● エネルギー代謝（グルコースと脂肪酸が材料の場合）

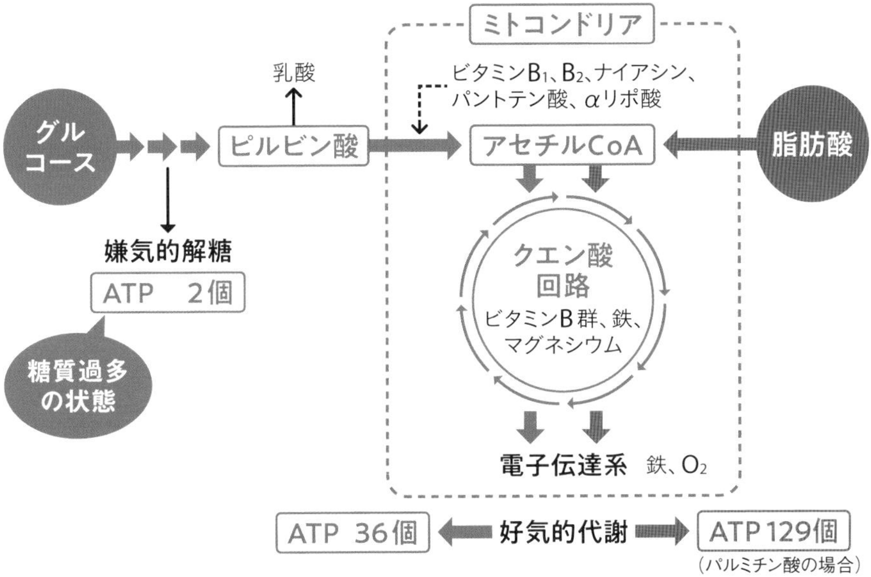


たくさん作れますが、グルコースを材料にすると36個です。つまり、**脂肪酸のほうが効率よく高いエネルギーを作り出せ、体を健康に保つのに役立つというわけです。**さらに、糖質過多の状態になると糖質の代謝にビタミンやミネラルが使われるため、ATPを生成するエネルギー代謝に使う分が不足します。すると不完全燃焼のような状態を起こし、ATPは2個しか作れなくなります。

ATPを多く生成するには、糖質過多の食事を改善し、糖質摂取量をへらすことと、脂肪酸をしっかり摂取することが重要です。

また、エネルギー代謝を助けるビタミンC、ビタミンB群、ビタミンEなどのビタミン、たんぱく質、鉄を十分にとることも大切です。

# 【ATP】の生成を促進！
# 基本のサプリ4点セット

【ATP】を作り出す代謝の過程では、さまざまなビタミンとミネラルが使われます。
そこで、食事だけだと不足しがちな栄養素は、
サプリメントを活用して効率よく摂取しましょう。
鉄、ビタミンB群、ビタミンC、ビタミンEを基本の4点セットとしておすすめしています。

## 鉄

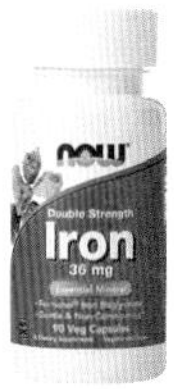


1日の目安量

100mg

NOW Foods
鉄分、ダブル
ストレングス

### キレート鉄の経口投与なら鉄過剰症の心配ナシ！

鉄にはキレート鉄とヘム鉄の２種類があります。キレート鉄は構造上、鉄イオンをアミノ酸が取り囲んでおり、むき出しのままの鉄の状態ではないため、胃腸の負担が少ないのが特徴。小腸で吸収されやすく、効率よく鉄が補えます。

### キレート鉄は1日2～3粒を目安に

鉄サプリは１錠30㎎前後の高純度のものを選んで。キレート鉄のサプリは１錠27～50㎎。ヘム鉄のサプリ１錠6～15㎎より鉄の含有量が多いのが特徴です。１日２～３粒、100㎎程度を目安に摂取するとよいでしょう。体調に不調を感じる、肉を食べると胃もたれをする、便秘など腸の不調がある場合は、たんぱく質を十分にとることから始め、体にたんぱく質が満たされてから鉄サプリを１日１錠からとり入れ、様子を見てふやしましょう。

### 過剰摂取の心配はない

食事やサプリメントで口から入った鉄は、消化・吸収の過程でたんぱく質と結合するため、毒性はなく、人体は必要な量だけを吸収する仕組みがあるため、規定量を守る限り、過剰摂取の心配はありません。

### 摂取上の注意

ビタミンEは鉄の吸収を阻害する働きがあるため、同時にとるのを避け、鉄を摂取したあと8時間以上あけてからとるようにしましょう。鉄は夜、ビタミンEは朝に摂取するのがおすすめ。必ず水で服用するようにしましょう。

ここで紹介したサプリメントは
右記のサイトで入手できます。 | **iHerb** | https://jp.iherb.com/

## ビタミンB群

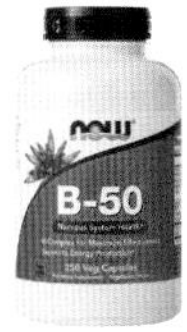


1日の目安量
ビタミン$B_1$で
100~300mg

NOW Foods
ビタミンB-50

ビタミン$B_1$が不足すると、ATPを作る際に糖質が代謝されず、ATPの生成が低下します。$B_6$が不足するとたんぱく質の代謝が不十分となります。水溶性ビタミンなので体内にとどまるのは数時間。1日に数回に分けて摂取すると効果的です。ビタミンB群を各種50㎎ずつ配合した商品がおすすめ。

## ビタミンC

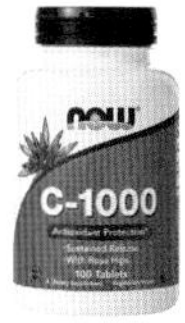


1日の目安量
3,000~
9,000mg

NOW Foods
ビタミンC-1000

ATPを生成するため、細胞に脂肪酸をとり込むにはカルニチンが必要。このカルニチンの合成を助けるのがビタミンCです。水溶性ビタミンなので１日数回に分けてとるようにしましょう。ビタミンCと鉄サプリを同時にとることで、鉄の吸収も高めます。

## ビタミンE

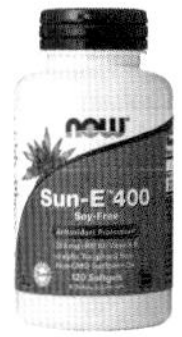


1日の目安量
400~800IU

NOW Foods
サンE-400

ATP生成の際に酸素、ビタミン、ミネラルが細胞内に効率よく取り込まれるようになるために必要。ビタミンB、ビタミンCの働きも高めます。脂溶性ビタミンは体内に蓄積されるので一度に摂取しても大丈夫。ただし、鉄とは一緒にとらず、8時間以上あけて。

## ATP生成に必要不可欠なビタミン&ミネラル

ATPを効率よくたくさん作り出すには、糖質過多の食事をやめて「高たんぱく質、たっぷりの良質な脂質、低糖質」の食事に変えることが重要です（→P．8）。

さらに、スムーズな代謝を促すためには、鉄、ビタミンB群、ビタミンC、ビタミンEといったビタミンやミネラルの力も必要です。

代謝過程に重要な役割を持つ鉄やビタミンBやビタミンCをしっかり摂取したうえで、呼吸から取り込んだ酸素が細胞へ取り込まれるのをサポートするビタミンEを補給するのがポイント。ビタミンB群やビタミンCの働きも高めてくれます。

監修 **藤川徳美**（ふじかわ とくみ）

精神科医、医学博士。1984年広島大学医学部卒業。広島大学医学部附属病院（現・広島大学病院）精神神経科、県立広島病院精神神経科、国立病院機構賀茂精神医療センターなどに勤務。うつ病の薬理・画像研究や、MRIを用いた老年期うつ病研究を行い、老年発症のうつ病には微小脳梗塞が多いことを世界に先駆けて発見。2008年に「ふじかわ心療内科クリニック」を開院。気分障害、不安障害、睡眠障害、ストレス性疾患、認知症などに対して栄養療法をはじめ多面的な治療法を採用し、成果を上げている。著書に、『うつ消しごはん』『医師や薬に頼らない！ すべての不調は自分で治せる』（ともに方丈社）などがある。
http://www.fujikawa-shinryo-naika-clinic.com/

レシピ考案・料理 **岩﨑啓子**（いわさき けいこ）

料理研究家、管理栄養士。聖徳栄養短期大学卒業。栄養学を生かした体に優しい料理を提案。和風、洋風、中華風、エスニックと幅広いカテゴリーを網羅したレシピは、簡単に作れておいしいと信頼が厚い。書籍、雑誌、テレビ番組、メニュー開発、料理教室などで活躍中。著書に『週1回の買い物でOK！ 冷凍名人が伝授 冷凍保存でこんなに節約!!』（アスコム）、『体にいい！ 栄養バランス満点のおいしい献立』（学研プラス）など多数。

STAFF
デザイン　河南祐介（FANTAGRAPH）
撮影　西山 航（世界文化ホールディングス）
スタイリング　鈴木亜希子
料理アシスタント　上田浩子　近藤浩美
イラスト　湯沢知子
編集協力　こいずみきなこ
編集　三宅礼子
校正　株式会社円水社
撮影協力　UTUWA　電話 03-6447-0070

## 医師が教える！ 不調を自分で治す実践レシピ

発行日　2020年9月5日　初版第1刷発行
　　　　2022年6月20日　第3刷発行

監修者　藤川徳美
発行者　竹間 勉
発行　株式会社世界文化ブックス
発行・発売　株式会社世界文化社
〒102-8195　東京都千代田区九段北4-2-29
電話　03-3262-5118（編集部）
電話　03-3262-5115（販売部）
印刷・製本　株式会社リーブルテック


ISBN978-4-418-20416-8